全国高等医药院校教材配套用书

轻松记忆"三点"丛书

U0746577

生理学速记

（第3版）

阿虎医考研究组　编

中国健康传媒集团

中国医药科技出版社

内 容 提 要

本书是"轻松记忆'三点'丛书"之一，根据全国高等教育五年制临床医学专业教学大纲和执业医师资格考试大纲编写而成。本书为全国高等教育五年制临床医学专业教材《生理学》的配套辅导用书。内容共分12章，涉及细胞的基本功能、血液、血液循环、呼吸等，重点突出、条理清晰、切中要点又充分保留了学科系统的完整性，重点、难点和考点一一呈现，章末的"小结导图"高度概括本章的主要内容。

本书是各院校五年制医学生专业知识复习、记忆和应考的必备辅导书，同时也可作为执业医师资格考试的备考用书。

图书在版编目（CIP）数据

生理学速记/阿虎医考研究组编.—3 版.—北京：中国医药科技出版社，2019.10
（轻松记忆"三点"丛书）
ISBN 978－7－5214－1420－2

Ⅰ.①生… Ⅱ.①阿… Ⅲ.①人体生理学－医学院校－教学参考资料 Ⅳ.①R33

中国版本图书馆 CIP 数据核字（2019）第 223152 号

美术编辑 陈君杞
版式设计 南博文化

出版 **中国健康传媒集团** | 中国医药科技出版社
地址 北京市海淀区文慧园北路甲 22 号
邮编 100082
电话 发行：010－62227427 邮购：010－62236938
网址 www.cmstp.com
规格 787×1092mm $\frac{1}{32}$
印张 9 $\frac{1}{4}$
字数 179 千字
初版 2012 年 1 月第 1 版
版次 2019 年 10 月第 3 版
印次 2024 年 4 月第 2 次印刷
印刷 大厂回族自治县彩虹印刷有限公司
经销 全国各地新华书店
书号 ISBN 978－7－5214－1420－2
定价 **29.00 元**

获取新书信息、投稿、为图书纠错，请扫码联系我们。

出　版　说　明

　　轻松记忆"三点"丛书自 2010 年出版以来，得到广大读者的一致好评。应读者要求，我们进行了第三次修订，以更加利于读者对医学知识"重点、难点、考点"的掌握。

　　为满足普通高等教育五年制临床医学专业学生考研、期末复习和参加工作后执业医师应考需要，针对医学知识难懂、难记、难背的特点，本丛书编者收集、整理中国协和医科大学、北京大学医学部、中国医科大学、中山大学中山医学院、华中科技大学同济医学院等国内知名院校优秀本科、硕士（博士）研究生的学习笔记和学习心得，在前两版的基础上对丛书内容进一步优化完成编写。

　　本丛书依据普通高等教育本科临床医学专业教学大纲编写而成，有利于学生对医学知识的全面把握；编写章节顺序安排与相关教材呼应，符合教学规律；对专业知识进行梳理，内容简洁精要，既保留学科系统的完整性又切中要点，重点突出；引入"重点、难点、考点"模块，让学生能够快速理解和记忆教材内容与要点，"小结速览"模块能够加深和强化记忆，方便学生记忆应考。

　　我们鼓励广大读者将本丛书内容同自己正在进行的课程学习相结合，充分了解自己学习的得失，相互比较，互通有无。相信经过努力，必定会有更多的医学生能亲身感受到收获知识果实的甜美和取得成功的喜悦。

本丛书是学生课前预习、课后复习识记的随身宝典，可供普通高等教育五年制临床医学专业本科、专科学生学习使用，也可作为参加医学研究生入学考试、国家执业医师资格考试备考的复习用书。

中国医药科技出版社
2019 年 9 月

前言
QIANYAN

生理学是一门重要的医学基础课程，以正常人体的生命活动现象和各个组成部分的功能为研究对象。掌握生理学的知识，有助于了解从分子、细胞、器官、系统水平，特别是从整体水平，理解人体生理学功能的调节以及机制，进而更好地服务于临床实践。

生理学的知识点比较分散，需要掌握的内容也相应较多。因此，本书是根据全国高等教育五年制临床医学专业教学大纲和执业医师资格考试大纲的要求，在保持系统性和实用性的基础上精心编写而成，保留了读者必须掌握的最基本的生理学知识，力求做到重点突出、条理清晰。

本书按章节编写，每章的开篇都先对重点、考点和难点进行点拨，以表格的形式呈现，提纲挈领，如细胞的基本功能这一章节，细胞膜的物质转运是学习重点，细胞的电活动是难点部分，跨细胞膜的物质转运、动作电位、肌细胞的收缩等是常见考点，这样使读者的学习目标清晰明了。

在每章的末尾部分，巧妙设计导图小结，使读者在完成整章的学习基础上对思路进行简单梳理，如血液部分，对血液生理、血细胞生理、生理性止血、血型与输血原则等知识点进行简单总结，便于读者再次复习和加深记忆。

生理学是连接基础和临床学科的重要桥梁学科之一，对理解机体的功能和活动规律至关重要。本书体积小、内容精练简洁，方便您随身携带和随时学习生理学知识，是您医学路上的必备辅导用书。总之，希望在本书的陪伴下，读者能再攀医学高峰。

编　者
2019 年 7 月

目录
MULU

第一章 绪论

● **重点** 机体的内环境。
○ **难点** 人体内的控制系统。
★ **考点** 人体功能的调节方式。

第一节 生理学的研究对象和任务

一、生理学的研究对象及其研究任务

生理学：是生物科学的一个分支，是研究<u>生物体及其各组成部分正常功能活动规律</u>的一门学科。

研究任务：研究人体各系统器官和不同细胞正常生命的功能活动现象和规律并阐明其内在机制，也要研究在整体水平上各系统、器官、细胞乃至基因分子之间的相互联系。

二、生理学研究的不同水平

1. 器官和系统水平。
2. 细胞核分子水平。
3. 整体水平。

第二节 生理学的常用研究方法

1. **动物实验** 包括急性动物实验、慢性动物实验。

2. 人体实验。

第三节　生命活动的基本特征

生物体具有一些共同的基本生命特征，包括新陈代谢、兴奋性、适应性、生殖和衰老等。

第四节　机体的内环境、稳态和生物节律

一、机体的内环境

（一）体液及其组成

人体内的液体称为体液。正常成年人的体液占体重60%，其中约2/3的体液为细胞内液，其余1/3称为细胞外液。

（二）内环境

即细胞外液（包括血浆、组织液、淋巴液、各种腔室液等）。

1. 功能　内环境直接为细胞提供必要的物理、化学条件、营养物质，并接受来自细胞的代谢产物。

2. 特点　内环境的相对稳定是机体能自由和独立生存的首要条件。

二、内环境的稳态

（一）稳态的概念及其提出

稳态是指内环境的理化性质，如温度、pH、渗透压和各种液体成分等的相对恒定状态。1929年由美国生理学家Cannon提出。

（二）稳态的维持和生理意义

1. 维持　主要依赖负反馈。

2. 内环境稳态的意义

（1）各种细胞、器官的正常生理活动的结果。

（2）细胞维持正常生理功能和生命活动的必要条件。

（3）是相对稳定状态，而不是绝对稳定。

（三）生物节律

机体内的各种功能活动按一定的时间顺序发生周期性变化，称为节律性变化，而变化的节律称为生物节律。

第五节　机体生理功能的调节

生理功能的调节方式：神经调节、体液调节和自身调节。

一、神经调节

1. 定义　通过反射实现对效应器功能的调节。

2. 基本方式　反射（有中枢神经系统的参与，区别于反应）。

3. 结构基础　反射弧（组成：感受器、传入神经纤维、神经中枢、传出神经纤维和效应器）。

4. 反射类型　非条件反射（先天的、有固定的反射弧）和条件反射（后天建立的）。

5. 特点　迅速、时间短、准确。

二、体液调节

1. 定义　指机体的某些组织细胞所分泌的特殊的化学物质，通过体液途径到达并作用于靶细胞上的相应受体，影响靶细胞生理活动的一种调节方式。

2. 基本方式 远距分泌、旁分泌、自分泌、神经内分泌。

3. 神经 – 体液调节 人体内多数内分泌腺或内分泌细胞接受神经的支配，在这种情况下，体液调节便成为神经调节反射弧的传出部分，这种调节称为神经 – 体液调节。

4. 特点 缓慢、持久、广泛。

三、自身调节

1. 定义 组织、细胞不依赖于神经或体液调节而产生的适应性反应称为自身调节。

2. 特点 调节强度弱、效应是准确的、稳定的，但调节幅度较小，灵敏度较低，局限。

第六节 人体内的自动控制系统

一、反馈控制系统

1. 负反馈 受馈部分发出的反馈信息调整控制部分的活动，最终使受控部分的活动朝着与它原先活动相反的方向改变。

2. 正反馈 受馈部分发出的反馈信息促进加强控制部分的活动，最终使受控部分的活动朝着与它原先活动相同的方向改变。

二、前馈控制系统

控制部分在反馈信息尚未到达前已受到纠正信息（前馈信息）的影响，及时纠正其指令可能出现的偏差，这种自动控制形式称为前馈。

小结速览

绪论
├─ 生理学的研究对象和任务
│   ├─ 1. 生理学概念
│   ├─ 2. 生理学的研究任务
│   └─ 3. 生理学研究的不同水平：
│   ├─ ①器官和系统水平
│   ├─ ②细胞核分子水平
│   └─ ③整体水平
├─ 生理学的常用研究方法
│   ├─ 1. 动物实验
│   └─ 2. 人体实验
├─ 生命活动的基本特征
│   └─ 新陈代谢、兴奋性、适应性、生殖和衰老
├─ 机体的内环境、稳态和生物节律
│   ├─ 1. 体液及其组成
│   └─ 2. 稳态的概念、意义
├─ 机体生理功能的调节
│   ├─ 1. 神经调节：迅速、时间短、准确
│   ├─ 2. 体液调节：缓慢、持久、广泛
│   └─ 3. 自身调节
└─ 人体内的自动控制系统
    ├─ 1. 反馈控制系统：负反馈、正反馈
    └─ 2. 前馈控制系统

第二章 细胞的基本功能

● **重点** 细胞膜的物质转运。
○ **难点** 细胞的电活动。
★ **考点** 跨细胞膜的物质转运、动作电位、肌细胞的收缩。

第一节 细胞膜的物质转运功能

一、细胞膜的分子结构

细胞膜主要由脂质和蛋白质组成，还有少量糖类物质。

（一）细胞膜的脂质

1. 以磷脂为主（约70%），其次是胆固醇（<30%），少量的鞘脂。

2. 磷脂中含量最多的是磷脂酰胆碱，最少的是磷脂酰甘油和磷脂酰肌醇。

3. 脂质成分呈不对称分布。

（二）细胞膜的蛋白

1. **表面蛋白** 20%~30%，主要在细胞的内表面。

2. **整合蛋白** 70%~80%，如载体、通道、离子泵和转运体等与物质跨膜转运功能有关的功能蛋白。

（三）细胞膜的糖类

主要是一些寡糖和多糖链，它们以共价键的形式与膜蛋白或膜脂质结合而形成糖蛋白或糖脂,仅存在于细胞膜的外侧。

二、跨细胞膜的物质转运

(一)单纯扩散

1. 定义 是指物质从质膜的高浓度一侧通过脂质分子间隙向低浓度一侧进行的跨膜扩散。

2. 进行单纯扩散的物质 脂溶性(非极性)小分子量物质或少数不带电荷的极性小分子。

(二)易化扩散

1. 定义 在膜蛋白的帮助(或介导)下,非脂溶性的小分子物质或带电离子顺浓度梯度和(或)电位梯度进行的跨膜转运。

2. 分类及特点

(1)经通道易化扩散

①定义:各种带电离子在通道蛋白的介导下,顺浓度梯度和(或)电位梯度的跨膜转运,称为经通道易化扩散,又称离子通道。

②特点:离子选择性、门控特性。

(2)经载体易化扩散

①定义:经载体易化扩散是指水溶性小分子物质或离子在载体蛋白介导下顺浓度梯度进行的跨膜转运,属于载体介导的被动转运。

②特点:结构特异性、饱和现象、竞争性抑制。

(三)主动转运

1. 定义 某些物质在膜蛋白的帮助下,由细胞代谢供能而进行的逆浓度和(或)电位梯度跨膜转运。

2. 分类

（1）原发性主动转运

①定义：<u>细胞直接利用代谢产生的能量将物质逆浓度梯度和（或）电位梯度转运的过程，称为原发性主动转运。介导原发性主动转运的膜蛋白或载体称为离子泵。</u>

②典型离子泵：<u>同时转运 Na^+ 和 K^+ 的钠－钾泵、转运 Ca^{2+} 的钙泵、转运 H^+ 离子的质子泵。</u>

（2）继发性主动转运　有些物质主动转运所需的驱动力并不直接来自 ATP 分解，而是利用原发性主动转运所形成的某些离子的浓度梯度，在这些离子顺浓度梯度扩散的同时使其他物质逆浓度梯度和（或）电位梯度跨膜转运，这种间接利用 ATP 能量的主动转运过程称为继发性主动转运，又称联合转运。根据物质的转运方向，联合转运可分为<u>同向转运</u>和<u>反向转运</u>。

（四）膜泡运输

1. 定义　大分子和颗粒物质进出细胞并不直接穿过细胞膜，而是由膜包围形成囊泡，通过膜包裹、膜融合和膜离断等一系列过程完成转运，故称膜泡运输，也称批量运输。

2. 分类　出胞（持续性出胞、调节性出胞）、入胞（吞噬、吞饮）。

第二节　细胞的信号转导

一、信号转导概述

（一）信号转导的概念

<u>细胞的信号转导</u>是指生物学信息（兴奋或抑制）在细胞间或细胞内转换或传递，并产生生物效应的过程。但通常所说的信号转导是指<u>跨膜信号转导</u>，即生物活性物质（激素、神经递

质和细胞因子等）通过受体或离子通道的作用而激活或抑制细胞功能的过程，即信号从细胞外转入细胞内的过程。

（二）信号转导的生理意义

细胞信号转导本质上是<u>细胞和分子水平的功能调节</u>，是机体生命活动中的生理功能调节的基础。

（三）信号转导的主要通路

1. 水溶性配体或物理信号，先作用于膜受体，再经跨膜和细胞内的信号转导机制产生效应。这类信号转导有多重通路，主要是离子通道型受体、G 蛋白耦联受体、酶联型受体和招募型受体介导的信号转导。

2. 脂溶性配体直接与胞质受体或核受体结合而发挥作用，这类方式都通过影响基因表达而产生效应。

二、离子通道型受体介导的信号转导

1. 化学门控通道（离子通道受体、促离子型受体）。

2. 电压门控通道。

3. 机械门控通道。

三、G 蛋白耦联受体介导的信号转导

（一）主要的信号蛋白和第二信使

1. G 蛋白耦联受体（促代谢型受体）　肽链反复贯穿膜 7 次。膜内胞质侧有结合 G 蛋白的部位。

2. G 蛋白（鸟苷酸结合蛋白）　由 α、β 和 γ 3 个亚单位组成。

3. G 蛋白效应器　G 蛋白直接作用的靶标。

4. 第二信使　是指激素、神经递质、细胞因子等细胞外信号分子作用于膜受体后产生的细胞内信号分子。

5. 蛋白激酶

（二）常见的信号转导通路

1. 受体 – G 蛋白 – AC – cAMP – PKA 通路。

2. 受体 – G 蛋白 – PLC – IP_3 – Ca^{2+} 和 DG – PKC 通路。

3. Ca^{2+} 信号系统。

四、酶联型受体介导的信号转导

（一）酪氨酸激酶受体和酪氨酸激酶结合型受体

激活酪氨酸激酶受体的配体主要是各种生长因子。激活酪氨酸酶结合型受体的配体是各种生长因子和肽类激素。

（二）鸟氨酸环化酶受体

激活鸟氨酸环化酶受体的配体主要是心房钠尿肽和脑钠尿肽。

（三）丝氨酸/苏氨酸激酶受体

此受体的胞内结构域具有丝氨酸/苏氨酸激酶活性。

五、其他信号传导

招募型受体介导的信号传导和核受体介导的信号传导。

第三节　细胞的电活动

一、静息电位

（一）静息电位的测定和概念

1. 测定　静息电位膜内为负，膜外为正；范围在 – 10 ～ – 100mV 之间。

2. 概念　安静情况下细胞膜两侧存在的外正内负且相对平稳的电位差。

（二）静息电位产生的机制

1. 细胞膜两侧的离子浓度差与平衡电位 膜外 K^+ 浓度与膜内 K^+ 浓度的差值决定 EK：细胞外 K^+ 浓度升高会使 EK 的负值减小，导致静息电位减小（去极化）。

2. 安静时细胞膜对离子的相对通透性 膜对 K^+ 和 Na^+ 的相对通透性可影响静息电位的大小：膜对 K^+ 的通透性相对增大，静息电位也就增大；膜对 Na^+ 的通透性相对增大，则静息电位减小。

3. 钠泵的生电作用 可把 3 个 Na^+ 泵到细胞外，把 2 个 K^+ 泵入细胞内，出现了生电性现象，是形成静息电位的重要机制之一。

二、动作电位

（一）动作电位的概念和特点

1. 概念 指细胞在静息电位基础上接受有效刺激后产生的一个迅速的可向远处传播的膜电位波动。

2. 特点 "全或无"现象、不衰减传播、脉冲式发放。

（二）动作电位的产生机制

1. 电－化学驱动力及其变化

2. 动作电位期间细胞膜通透性的变化

（1）电压钳技术与膜电导的测定。

（2）钠电导和钾电导的变化。

（3）膜电导改变的实质。

（4）离子通道的功能状态。

（三）动作电位的触发

1. 阈刺激

（1）刺激是指细胞所处环境因素的变化，包括物理、化学和生物等性质的环境变化。

（2）刺激量的参数包括<u>刺激的强度、刺激的持续时间和刺激强度对时间的变化率</u>。

（3）阈强度是指<u>使细胞发生动作电位的最小刺激强度</u>。相当于阈强度的刺激称为阈刺激。

2. 阈电位　某些刺激引起膜内正电荷增加，即负电位减小（去极化）并减小到一个临界值时，细胞膜中的钠通道才大量开放而触发动作电位，这个能触发动作电位的膜电位临界值称为阈电位。

（四）动作电位的传播

1. 动作电位在同一细胞上的传播。

2. 动作电位在细胞之间的传播。

（五）兴奋性及其变化

1. 兴奋性　<u>机体的组织或细胞接受刺激后发生反应的能力或特性，它是生命活动的基本特征之一</u>。

2. 兴奋　<u>当机体、器官、组织或细胞受到刺激时，功能活动由弱变强或由相对静止转变为比较活跃的反应过程或反应形式</u>。

3. 细胞兴奋后兴奋性的变化

（1）**绝对不应期**　在兴奋发生后的最初一段时间内，无论施加多强的刺激也不能使细胞再次兴奋，这段时间称为绝对不应期。

（2）**相对不应期**　在绝对不应期之后，兴奋性逐渐恢复，再次接受刺激后可发生兴奋，但刺激强度必须大于原来的阈值，这一时期称为相对不应期。

（3）**超常期**　相对不应期后，有的细胞可出现兴奋性轻度增高的时期，此期称为超常期。

（4）**低常期**　超常期后，有的细胞还会出现兴奋性轻度降低的时期，此期称为低常期。

	对应动作 电位时相	兴奋性	可引发兴奋 的刺激
绝对不应期	锋电位	零	无
相对不应期	负后电位	低于正常	阈上刺激
超常期	负后电位	轻度高于正常	阈下、阈、阈上刺激
低常期	正后电位	轻度低于正常	阈上刺激

三、电紧张电位和局部电位

（一）细胞膜和胞质的被动电学特性

1. 定义　细胞膜和胞质作为一个静态的电学元件时所表现的电学特性，称为被动电学特性，它包括静息状态下的膜电容、膜电阻和轴向电阻等。

2. 膜电容　细胞膜脂质双层具有绝缘性，膜两侧是能导电的细胞内液和细胞外液，这种情况类似于一个平行板电容器，因此细胞膜具有电容器的性质。

3. 膜电阻　单纯的脂质双层对电流几乎是绝缘的，在 $1cm^2$ 的面积上，而其电阻可高达 $10^6 \sim 10^9\Omega$，而生物膜的实际电阻，即膜电阻却要小得多，仅约 $10^3\Omega$。

4. 轴向电阻　某些细胞的直径较小，其长轴延伸的距离较长，在研究其电活动产生和传导时，还应当考虑这些细胞沿长轴存在的轴向电阻。

（二）电紧张电位

1. 定义　由膜的被动电学特性决定其空间分布和时间变化的膜电位称为电紧张电位。

2. 电紧张电位的传播范围和生成速度。

3. 电紧张电位的极性。

4. 电紧张电位的特征

（1）等极性电位。

（2）衰减性传导。

（3）电位可融合。

（三）局部电位

由少量钠通道激活而产生的去极化膜电位波动属于局部电位或局部反应。

动作电位和局部电位的区别如下。

	动作电位	局部电位
刺激	阈刺激或阈上刺激	阈下刺激
膜去极化程度	达阈电位	不达阈电位
与强度关系	全或无	正比
传播	不衰减性，远距	电紧张，局部
可否叠加	否	可

第四节　肌细胞的收缩

一、概述

1. 根据形态学特点分类　横纹肌和平滑肌。

2. 根据神经支配分类　躯体神经支配的随意肌和自主神经支配的非随意肌。

3. 根据肌肉的功能特性分类　骨骼肌、心肌和平滑肌。

二、横纹肌

（一）骨骼肌神经－肌接头处的兴奋传递

1. 基本结构　接头前膜（神经末梢）、接头间隙、接头后膜（终板膜）。

2. 兴奋传递过程

（1）**终板电位** 本身不会产生动作电位，是局部电位。

（2）**微终板电位** 由一个 ACh 量子引起的终板膜电位变化称为微终板电位。

（3）筒箭毒、α-银环蛇毒可特异性阻断终板膜上的 ACh 受体通道，使神经-肌肉接头的传递功能丧失，肌肉松弛。

（二）横纹肌细胞的结构特征

含有大量的肌原纤维和高度发达的肌管系统。

1. 肌原纤维和肌节

（1）每条肌原纤维沿长轴呈现规则的明、暗交替，分别称为**明带和暗带**。整个肌细胞也呈现明、暗交替的横纹。

（2）在暗带的中央有一条横向的线，称为 **M 线**，M 线两侧有相对较亮的区域称为 **H 带**；在明带的中央也有一条横线，称为 **Z 线**。

（3）**肌节** 相邻 Z 线之间的区域称为肌节，肌肉收缩和舒张的基本单位。

2. 肌管系统

（1）**横管系统**（横管或 T 管）

①走行方向：与肌原纤维垂直。

②主要作用：把肌肉的兴奋传到肌细胞的内部中去。

（2）**纵管系统**（L 管）

①走行方向：与肌原纤维平行。

②主要作用：贮存、释放和再聚集 Ca^{2+}。

（3）**三联管、二联管结构**

①在骨骼肌、T 管与其两侧的终池形成三联管结构。

②在心肌、T 管与单侧的终池相接触形成二联管结构。

③主要作用：是兴奋-收缩耦联的关键部位。

（三）横纹肌细胞的收缩机制

1. 肌丝的分子结构

（1）**粗肌丝**长 1.6μm，主要由许多肌球蛋白（或称肌凝蛋白）分子聚合而成。

（2）**细肌丝**长 1.0μm，主要由肌动蛋白（或称肌纤蛋白）、原肌球蛋白和肌钙蛋白 3 种蛋白组成。三者的比例为 7:1:1。

2. 肌丝滑动的过程

（1）粗肌丝与细肌丝间的相互滑行，是通过**横桥周期**完成的。

（2）横桥周期是指肌球蛋白的横桥与肌动蛋白结合、扭动、复位的过程。

（3）周期的长短决定肌肉的缩短速度。

3. 肌肉收缩的基本过程　肌肉动作电位→肌浆中 Ca^{2+} 上升→Ca^{2+} 与肌钙蛋白结合→原肌凝蛋白分子构象发生改变，暴露肌纤蛋白结合位点→横桥与肌纤蛋白结合，横桥向 M 线方向扭动，把细肌丝拉向 M 线方向，循环往复，肌肉收缩。

（四）横纹肌细胞的兴奋－收缩耦联

1. 定义　将横纹肌细胞产生动作电位的电兴奋过程与肌丝滑行的机械收缩联系起来的中介机制。

2. 兴奋－收缩耦联的电兴奋过程。

3. 兴奋－收缩耦联的基本步骤

（1）T 管膜的动作电位传导。

（2）JSR 内 Ca^{2+} 的释放。

（3）Ca^{2+} 触发肌丝滑行。

（4）JSR 回摄 Ca^{2+}。

（五）影响横纹肌收缩效能的因素

1. 肌肉收缩效能　表现为收缩时产生的张力和（或）缩短

程度，以及产生张力或缩短的速度。

2. 肌肉的收缩形式　等长收缩与等张收缩。等长收缩时肌肉的长度保持不变而只有张力的增加，等张收缩收缩时只发生肌肉缩短而张力保持不变。

3. 横纹肌的收缩效能　是由收缩时承受的负荷、自身的收缩能力和总和效应等因素决定的。

4. 前负荷　肌肉在收缩前所承受的负荷。决定了肌肉在收缩前的长度，即肌肉的初长度。

5. 后负荷　肌肉在收缩过程中所承受的负荷。

6. 肌肉的收缩能力　与负荷无关的、决定肌肉收缩效能的内在特性。

7. 收缩的总和　有两种形式：运动单位数量的总和以及频率效应的总和。

三、平滑肌

（一）平滑肌的分类

根据兴奋传导的特征将平滑肌分为**单个单位平滑肌**和**多个单位平滑肌**。

（二）平滑肌细胞的结构特点

1. 平滑肌细胞呈细长纺锤形，长 20 ~ 500μm，直径 1 ~ 5μm。

2. 细肌丝明显多于粗肌丝，二者之比可达（10 ~ 15）∶1（在横纹肌为 2∶1）。

3. 平滑肌细胞内无 Z 盘，细胞质中的致密体和细胞膜上的致密区是细肌丝的附着点和传递力量的结构。

（三）平滑肌细胞的生物电现象

1. 平滑肌细胞的静息电位低于横纹肌，在 − 50 ~ − 60mV 之间，主要是由于平滑肌细胞对 Na^+ 的通透性相对较高所致。

2. 平滑肌细胞的动作电位因平滑肌类型和部位而异。

（四）平滑肌的收缩机制

1. 平滑肌收缩的触发因子是 Ca^{2+}。

2. 平滑肌细胞的肌丝滑行。

（五）平滑肌活动的神经调节

大多数平滑肌大多接受自主神经的支配。除了小动脉平滑肌只接受交感神经一种纤维的支配外，其他器官的平滑肌大多接受交感和副交感神经的双重支配。

小结速览

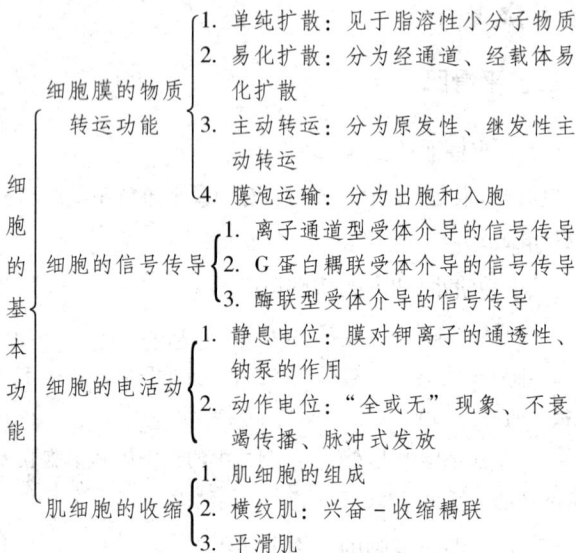

细胞的基本功能
{
  细胞膜的物质转运功能
  {
    1. 单纯扩散：见于脂溶性小分子物质
    2. 易化扩散：分为经通道、经载体易化扩散
    3. 主动转运：分为原发性、继发性主动转运
    4. 膜泡运输：分为出胞和入胞
  }
  细胞的信号传导
  {
    1. 离子通道型受体介导的信号传导
    2. G 蛋白耦联受体介导的信号传导
    3. 酶联型受体介导的信号传导
  }
  细胞的电活动
  {
    1. 静息电位：膜对钾离子的通透性、钠泵的作用
    2. 动作电位："全或无"现象、不衰竭传播、脉冲式发放
  }
  肌细胞的收缩
  {
    1. 肌细胞的组成
    2. 横纹肌：兴奋－收缩耦联
    3. 平滑肌
  }
}

第三章　血液

● **重点**　血液的理化特性、输血原则。
○ **难点**　血液凝固、纤维蛋白的溶解。
★ **考点**　血细胞生理、生理性止血的基本过程。

第一节　血液生理概述

一、血液的组成

血液由血浆和悬浮于其中的血细胞组成。

1. 血浆　是一种晶体物质溶液，包括水、小分子有机物、无机盐、血浆蛋白。

2. 血细胞　红细胞（RBC）、白细胞（WBC）、血小板。

3. 血细胞比容　血细胞在血液中所占的容积百分比。

二、血液的理化特性

（一）比重

1. 全血　比重为 1.050～1.060，取决于红细胞的数目。

2. 血浆　比重为 1.025～1.030，取决于血浆蛋白的含量。

3. 红细胞　比重为 1.090～1.092，取决于红细胞内血红蛋白的含量。

（二）黏度

1. 全血　决定于血细胞比容的高低。

2. 血浆　决定于血浆蛋白的含量。

3. 血液的黏度　是形成血流阻力的重要因素之一。

（三）血浆渗透压

1. 血浆渗透压　约 300mmol/L，即约 300mOsm/（kg·H_2O），相当于 770kPa 或 5790mmHg。

2. 血浆胶体渗透压　<u>主要由白蛋白形成，维持血管内外水的平衡</u>。

3. 血浆晶体渗透压　<u>主要由 Na^+、Cl^- 形成，维持细胞内外水的平衡</u>。

4. 等渗溶液和等张溶液

注意：等张溶液一定是等渗溶液，而等渗溶液却不一定是等张溶液。

溶液类型	特点
等渗溶液	液体渗透压 = 血浆的渗透压，如：0.9% NaCl 溶液，1.9% 尿素
高渗溶液	液体渗透压 > 血浆的渗透压
低渗溶液	液体渗透压 < 血浆的渗透压
等张溶液	使悬浮于其中的红细胞保持正常形态和大小的溶液，是由不能自由通过细胞膜的溶质所形成的等渗溶液

（四）血浆的 pH

1. <u>正常人血浆 pH 为 7.35～7.45</u>。

2. **血浆内的缓冲物质**　主要包括 $NaHCO_3/H_2CO_3$、蛋白质钠盐/蛋白质和 Na_2HPO_4/NaH_2PO_4 三个主要缓冲对。

3. 血浆 pH 的相对恒定有赖于<u>血浆内的缓冲物质的缓冲作用及正常的肺、肾功能</u>。

三、血液的免疫学特性

1. 固有免疫

（1）因不具有针对某一类抗原的特异性，又称非特异性免疫。

（2）包括吞噬细胞（中性粒细胞、单核－巨噬细胞）、树突状细胞、自然杀伤细胞、自然杀伤 T 细胞、B1 细胞等。

2. 获得性免疫

（1）个体出生后与抗原物质接触后产生或接受免疫效应因子后，所获得的专一性地与某种抗原物质起反应的防御功能。

（2）包括体液免疫和细胞免疫。

第二节　血细胞生理

一、血细胞生成的部位和一般过程

1. 人体不同时期的造血器官　成人的各种血细胞均发源于骨髓。

2. 人体造血的一般过程

（1）造血干细胞阶段。

（2）定向祖细胞阶段。

（3）形态可辨认的前体细胞阶段。

二、红细胞生理

（一）红细胞的数量和形态

1. 数量　成年男性：$(4.0 \sim 5.5) \times 10^{12}/L$，成年女性：$(3.5 \sim 5.0) \times 10^{12}/L$。

2. 血红蛋白的浓度　成年男性：$120 \sim 160 g/L$，成年女性：

110 ~ 150g/L。

3. 正常成熟的红细胞无核，呈<u>双凹圆碟形</u>。

4. <u>糖酵解是红细胞获得能量的唯一途径</u>。

（二）红细胞的生理特征与功能

1. 红细胞的生理特征　可塑变形性、悬浮稳定性、渗透脆性。

2. 红细胞的功能　①高效率的运输 O_2 和 CO_2 的能力。②红细胞含有多种缓冲对，对血液中的酸、碱物质有一定的缓冲作用，参与维持机体的酸碱平衡。

（三）红细胞生成的调节

1. 红细胞生成所需的物质

（1）原料　蛋白质和铁。

（2）辅助因子　叶酸和维生素 B_{12}。

2. 红细胞生成的调节　主要是促红细胞生成素（肾脏生成），此外还有雄激素、甲状腺激素、生长激素、白细胞和血小板等。

（四）红细胞的破坏

1. 少量衰老红细胞直接发生溶血，绝大部分红细胞被巨噬细胞吞噬。

2. 脾脏是破坏红细胞的主要场所。

3. <u>血管外破坏</u>　巨噬细胞吞噬作用。

4. <u>血管内破坏</u>　血管中受机械冲击而破损。

三、白细胞生理

（一）白细胞的分类与数量

1. 形态　无色、有核的细胞，在血液中一般呈球形。

2. 数量　$(4.0 \sim 10.0) \times 10^9/L$。

3. 分类 中性粒细胞（占 50% ~ 70%）、嗜酸性粒细胞（占 0.5% ~ 5%）、嗜碱性粒细胞（占 0 ~ 1%）、单核细胞（占 3% ~ 8%）和淋巴细胞（25% ~ 40%）。

（二）白细胞的生理特性和功能

1. 概述

（1）定义

名称	定义
白细胞渗出	伸出伪足做变形运动，穿过毛细血管壁（除淋巴细胞）的过程
趋化性	渗出的白细胞，在某些化学物质吸引下，可迁移到炎症区发挥其生理作用的特性
趋化因子	能吸引白细胞发生定向运动的化学物质
吞噬作用	白细胞把异物包围起来并吞入胞质内的过程

（2）白细胞的生理特性 白细胞所具有的变形、游走、趋化和吞噬等特性，是执行防御功能的生理基础。

（3）白细胞的生理功能

①选择性吞噬侵入机体的微生物、异物、自身的坏死组织和衰老的红细胞。

②参与机体的免疫防御功能。

2. 中性粒细胞

（1）生理特性

①胞核呈分叶状，故又称多形核白细胞。

②是血液中主要的吞噬细胞，其变形、游走能力和吞噬活性都很强。

③中性粒细胞内含有大量溶酶体酶。

（2）主要功能

①吞噬侵入机体的细胞，防止病原微生物在体内的扩散。

②吞噬和清除衰老的红细胞和抗原－抗体复合物。

③机体发生急性炎症反应时的主要反应细胞,是抵御化脓性细菌入侵的第一道防线。

3. 单核细胞

（1）生理特性

①从骨髓进入血液的单核细胞是尚未成熟的细胞。

②单核细胞在血液中停留 2～3 天后迁移入组织中,继续发育成体积大,含溶酶体颗粒和线粒体的数目多,是具有比中性粒细胞更强的吞噬能力的巨噬细胞。

③单核细胞与器官组织内的巨噬细胞共同构成**单核－吞噬细胞系统**。

（2）功能　吞噬并杀灭入侵的致病物;能识别和杀灭肿瘤细胞;清除坏死组织和衰老的红细胞、血小板等;参与免疫反应;巨噬细胞能产生集落刺激因子、白介素、肿瘤坏死因子、干扰素等,参与其他细胞生长的调控。

4. 嗜碱性粒细胞

（1）产生和释放多种生物活性物质。

（2）参与机体的过敏反应。

5. 嗜酸性粒细胞

（1）生理特性

①血液中嗜酸性粒细胞的数目有明显的昼夜周期性波动,清晨细胞数减少,午夜时细胞数增多。

②有较弱的吞噬能力,基本无杀菌作用。

（2）功能

①限制嗜碱性粒细胞和肥大细胞在Ⅰ型超敏反应中的作用。

②参与对蠕虫的免疫反应。

6. 淋巴细胞

（1）淋巴细胞在免疫应答反应过程中起核心作用。

（2）淋巴细胞可分成T淋巴细胞、B淋巴细胞和自然杀伤细胞。

（三）白细胞的生成和调节

1. 粒细胞的生成受集落刺激因子（CSF）的调节。

2. CSF包括粒－巨噬细胞集落刺激因子（GM－CSF）、粒细胞集落刺激因子（G－CSF）、巨噬细胞集落刺激因子（M－CSF）等。

（四）白细胞的破坏

由于白细胞主要在组织中发挥作用，淋巴细胞可往返于血液、组织液和淋巴之间，并能增殖分化，故白细胞的寿命较难判断。

四、血小板生理

（一）血小板的数量和功能

1. 血小板没有细胞核，但有细胞膜、细胞器，是能进行新陈代谢的活细胞，与生理止血过程密切相关。**正常成人血液中的血小板数量为（100～300）×10^9/L。**

2. 生理功能　①有助于维持血管壁的完整性。②参与凝血、止血过程。③影响纤维蛋白的溶解。

（二）血小板的生理特性

1. 黏附　血小板与非血小板表面的黏着。

2. 释放　血小板受刺激后将储存在致密体、α－颗粒或溶酶体内的物质排出的现象。

3. 聚集　血小板与血小板之间的相互黏着。

4. 收缩　血小板的收缩与血小板的收缩蛋白有关。当血凝块中的血小板发生收缩时，可使血块回缩。

5. 吸附　血小板表面可吸附血浆中多种凝血因子。

（三）血小板的生成和调节

1. 生成　血小板是从骨髓成熟的巨核细胞胞质裂解脱落下来的具有生物活性的小块胞质。

2. 调节　血小板的生成受血小板生成素（TPO）的调节。

（四）血小板的破坏

血小板进入血液后，平均寿命为 7～14 天，但只在最初两天具有生理功能。衰老的血小板在脾、肝和肺组织中被吞噬破坏。此外，在生理止血活动中，血小板聚集后，其本身将解体并释放出全部活性物质，在发挥其生理功能时被消耗。

第三节　生理性止血

一、概述

1. 生理性出血　小血管受损后引起的出血，在几分钟后出血自动停止的现象。

2. 出血时间　临床上常用小针刺破耳垂或指尖，使血液自然流出，然后测定出血延续的时间，正常人不超过 9 分钟。反映生理性止血功能。

二、生理性止血的基本过程

生理性止血过程主要包括血管收缩、血小板血栓形成和血液凝固。

（一）血管收缩

1. 损伤性刺激反射性使血管收缩。

2. 血管壁的损伤引起局部血管肌源性收缩。

3. 黏附于损伤处的血小板释放 5－HT、TXA_2 等缩血管物质，引起血管收缩。

（二）血小板止血栓的形成

1. 血管损伤→内皮下胶原外露→血小板黏附于内皮下胶原（止血栓形成的第一步）→内、外源性 ADP 及 TXA$_2$活化并促使 TC 聚集→形成松软止血栓→堵塞伤口（**一期止血**）。

2. 一期止血主要依赖于血管收缩及血小板止血栓的形成。

（三）血液凝固

血管损伤→启动凝血系统→血浆中可溶性纤维蛋白原→不可溶性纤维蛋白→交织成网→加固止血栓（**二期止血**）→局部纤维组织增生→长入凝血块→永久止血。

三、血液凝固

（一）概述

血液由流动的液体状态变成不能流动的凝胶状态的过程。其实质就是血浆中的可溶性纤维蛋白原转变成不溶性的纤维蛋白的过程。

（二）凝血因子

血浆与组织中直接参与血液凝固的物质。

（三）凝血的过程

凝血过程可分为凝血酶原酶复合物的形成、凝血酶的激活、纤维蛋白的生成三个基本步骤。

1. 凝血酶原酶复合物的形成

（1）内源性凝血途径

①**定义**：完全依靠血液中的凝血因子逐步使血液凝固的途径。

②内源性凝血途径的**启动因子是 FXII**。

③FXII的主要功能是激活 FXI 成为 FXIa，从而启动内源性凝

血途径。

（2）外源性凝血途径

①**定义**：指由存在于血液之外的 F Ⅲ 暴露于血液而启动的凝血过程。外源性凝血途径的**启动因子是 F Ⅲ**。

②当血管损伤时，暴露出的 F Ⅲ 与 F Ⅶa 组成复合物，在磷脂、Ca^{2+} 的存在下，激活 F X 生成 F Xa。

（3）内源性与外源性凝血途径的比较

	内源性凝血途径	外源性凝血途径
启动	胶原纤维等激活因子 F Ⅻ	组织损伤产生因子 F Ⅲ
参与反应步骤	较多	较少
产生凝血速度	较慢	较快
发生条件	血管损伤或血管内凝血	组织损伤

2. 凝血酶原的激活和纤维蛋白的生成

（1）凝血酶原的激活

① F Xa、F Va、Ca^{2+} 和磷脂形成的凝血酶原酶复合物可将凝血酶原激活成凝血酶。

② F Va 能使 F Xa 激活凝血酶原的速度加快 10000 倍。

（2）纤维蛋白的生成

①凝血酶能激活 F X Ⅲ 生成 F X Ⅲa，凝血酶可将纤维蛋白原转变成纤维蛋白单体，在 F X Ⅲa 的作用下形成牢固的纤维蛋白多聚体凝块。

②血液凝固后 1 ~ 2 小时，因血凝块中的血小板激活，使血凝块回缩，释出淡黄色的液体，称为血清。

（四）体内生理性凝血机制

外源性凝血途径在体内生理性凝血反应的启动中起关键性

作用，组织因子是生理性凝血反应过程的启动物。

（五）血液凝固的负性调控

1. 血管内皮的抗凝作用

（1）正常的血管内皮作为一个屏障，可防止凝血因子、血小板与内皮下的成分接触，从而避免凝血系统的激活和血小板的活化。

（2）具有抗血小板和抗凝血的功能。

2. 纤维蛋白的吸附、血流的稀释和单核－巨噬细胞的吞噬作用

3. 生理性抗凝物质

（1）丝氨酸蛋白酶抑制物

①主要包括抗凝血酶、补体 C1 抑制物、α_1－抗胰蛋白酶、α_2－抗纤溶酶、α_2－巨球蛋白、肝素辅助因子 II。

②抗凝血酶是肝脏合成的一种丝氨酸蛋白酶抑制物。在缺乏肝素的情况下，抗凝血酶的直接抗凝作用慢而弱，但它与肝素结合后，其抗凝作用可增强 2000 倍。

（2）蛋白质 C 系统 主要包括蛋白质 C（PC）、凝血酶调节蛋白、蛋白质 S 和蛋白质 C 的抑制物。

（3）组织因子途径抑制物（TFPI） TFPI 是一种糖蛋白，主要由血管内皮细胞产生，是外源性凝血途径的特异性抑制物。是体内主要的生理性抗凝物质。

（4）肝素 肝素是一种酸性黏多糖，主要由肥大细胞和嗜碱性粒细胞产生。主要通过增强抗凝血酶的活性而发挥间接抗凝作用；可促进结合于血管内皮细胞表面的 TFPI 释放，使血浆TFPI 水平升高。

四、纤维蛋白的溶解

（一）概述

1. 纤维蛋白被分解液化的过程，称为纤维蛋白溶解（简称纤溶)。

2. 纤溶系统主要包括 纤维蛋白溶解酶原（简称纤溶酶原，又称血浆素原）、纤溶酶（又称血浆素）、纤溶酶原激活物与纤溶抑制物。

（二）纤溶酶原的激活

1. 纤溶酶原激活物包括组织型纤溶酶原激活物（t - PA）和尿激酶型纤溶酶原激活物。

2. 组织型纤溶酶原激活物和尿激酶型纤溶酶原激活物分别主要由血管内皮细胞和肾小管、集合管上皮细胞产生。

（三）纤维蛋白与纤维蛋白原的降解

1. 纤溶酶属于丝氨酸蛋白酶，它最敏感的底物是纤维蛋白和纤维蛋白原。

2. 纤溶酶是血浆中活性最强的蛋白酶，特异性较低，除主要降解纤维蛋白及纤维蛋白原外，对 F II、F V、F VIII、F X、F XII 等也有一定降解作用。

（四）纤溶抑制物

1. 纤溶酶原激活物抑制物 – 1（PAI – 1）　主要由血管内皮细胞产生，通过与组织型纤溶酶原激活物和尿激酶结合而使之灭活。

2. α_2 – 抗纤溶酶　主要由肝脏产生，血小板 γ 颗粒中也贮存有少量 α_2 – 抗纤溶酶。α_2 – 抗纤溶酶通过与纤溶酶结合成复合物而抑制后者活性。

第四节　血型与输血原则

一、血型与红细胞凝集

1. **血型**　指红细胞膜上特异性抗原的类型。

2. 若将血型不相容的两个人的血液滴加在玻片上并使之混合，则红细胞可凝集成簇，这个现象称为**红细胞凝集**。其本质是抗原 - 抗体反应。

3. **凝集原** 特异性取决于镶嵌于红细胞膜上的一些特异蛋白质或糖脂，它们在凝血反应中起抗原作用。

4. **凝集素** 能与红细胞膜上的凝集原起反应的特异抗体则称为**凝集素**。凝集素为 γ - 球蛋白，存在于血浆中。

5. 白细胞上最强的同种抗原是人类白细胞抗原（HLA）。

二、红细胞血型

（一）ABO 血型系统

1. ABO 血型的分型

血型	红细胞上的抗原	血清中的抗体
A 型		
A_1	$A + A_1$	抗 B
A_2	A	抗 B + 抗 A_1
B 型	B	抗 A
AB 型		
A_1B	$A + A_1 + B$	无
A_2B	$A + B$	抗 A_1
O 型	无 A，无 B	抗 A + 抗 B

2. ABO 血型系统的抗原 抗原的特异性决定于红细胞膜上的糖蛋白或糖脂上所含的糖链的组成与连接顺序。

3. ABO 血型系统的抗体

（1）**天然抗体** 多属 IgM，分子量大，不能通过胎盘。

（2）**免疫抗体** 机体接受了自身所不存在的红细胞抗原刺激而产生的。免疫性抗体属于 IgG 抗体，分子量小，能够通过胎盘进入胎儿体内。

4. ABO 血型的遗传 人类 ABO 血型系统的遗传是由 9 号染色体上的 A、B 和 O 三个等位基因来控制。

ABO 血型的基因型和表现型如下。

基因型	表现型
OO	O
AA，AO	A
BB，BO	B
AB	AB

5. ABO 血型的鉴定 正确鉴定血型是保证输血安全的基础。常规 ABO 血型的定型包括正向定型和反向定型。

（二）Rh 血型系统

1. Rh 血型的发现和分布

（1）定义 根据红细胞膜上 Rh 因子建立的血型系统称为 Rh 血型。

（2）Rh 因子 把大部分人的红细胞膜上存在具有与恒河猴红细胞膜上相同的抗原，称为 Rh 因子。

（3）类型 Rh 阳性（白种人约 85%）和 Rh 阴性（约 15%）。

2. Rh 血型系统的抗原与分型

（1）Rh 阳性 红细胞上含有 D 抗原者。

（2）Rh 阴性 红细胞上缺乏 D 抗原者。

3. Rh 血型的特点及其临床意义

（1）特点 Rh 系统的抗体主要是 IgG，因其分子较小，能透过胎盘。

（2）临床意义

①当 Rh 阴性的孕妇怀有 Rh 阳性的胎儿时，Rh 阳性胎儿的少量红细胞或 D 抗原可以进入母体，使母体产生免疫性抗体，主要是抗 D 抗体。这种抗体可以透过胎盘进入胎儿的血液，可使胎儿的红细胞发生溶血，造成新生儿溶血性贫血，严重时可致胎儿死亡。若在 Rh 阴性母亲生育第一胎后，及时输注特异性抗 D 免疫球蛋白，中和进入母体的 D 抗原，避免 Rh 阴性的母亲致敏，可预防第二次妊娠时新生儿溶血的发生。

②Rh 阴性人的血浆中不含 Rh 的天然抗体，第一次输入 Rh 阳性血液给 Rh 阴性的人一般不产生明显的反应，但可刺激 Rh 阴性的人产生抗 Rh 抗体。

三、血量和输血的原则

（一）血量

血量是指全身的血液的总量。正常成人的血量占其体重的 7% ~8%。

（二）输血原则

1. 交叉配血试验

（1）在准备输血时，首先必须鉴定血型，保证供血者与受血者的 ABO 血型相合。

（2）即使在 ABO 系统血型相同的人之间进行输血，输血前还必须进行交叉配血试验。

2. 不同的患者对输血有不同的要求。

3. 成分输血。

4. 自体输血。

小结速览

血液 {
　血液生理概述 {
　　1. 血液由血浆、血细胞组成
　　2. 血液的理化特性：比重、黏度、血浆渗透压、血浆的 pH
　　3. 血液的免疫学特性
　}
　血细胞生理 {
　　1. 血细胞生成的部位和一般过程
　　2. 红细胞生理
　　3. 白细胞生理
　　4. 血小板生理
　}
　生理性止血 {
　　1. 基本过程
　　2. 血液凝固
　　3. 纤维蛋白的溶解
　}
　血型与输血原则 {
　　1. 血型与红细胞凝集
　　2. 红细胞血型
　　3. 血量和输血的原则
　}
}

第四章 血液循环

● **重点** 心血管活动的调节、淋巴液的生成和回流。
○ **难点** 心脏的电生理学。
★ **考点** 心脏泵血的过程、心功能评价、心音、冠脉循环。

第一节 概述

1. 循环系统 包括**心血管系统**和**淋巴系统**。

2. 心血管系统 由心脏、血管和存在于心腔与血管内的血液组成。血管部分由动脉、毛细血管和静脉组成。

3. 淋巴系统 由淋巴管道和淋巴器官组成，淋巴液沿淋巴管道向心流动，最后汇入静脉。

4. 血液循环的主要功能

（1）完成物质运输并通过毛细血管进行物质交换。

（2）运输激素及生物活性物质到靶细胞，实现体液调节。

（3）参与维持机体内环境理化特性的相对稳定以及机体防卫功能等。

（4）心血管系统是体内的循环系统，也有重要的内分泌功能。

（5）淋巴循环除将一部分组织液回收入循环血液外，还参与肠绒毛对脂肪的吸收；淋巴细胞与机体的免疫功能有关。

（6）在体内，心血管系统受神经和体液因素的调节；同时，心血管系统自身对内外环境的变化也有一定的适应性反应。

第二节　心脏的泵血功能

一、概述

1. **心脏的泵功能**　心脏的节律性收缩和舒张对血液的驱动作用称为泵功能，是心脏的主要功能。

2. 正常成年人安静时，心脏每分钟泵出血液 5~6L。

二、心脏的泵血过程和机制

（一）心动周期

1. **心动周期**　心脏一次收缩和舒张构成一个机械活动周期。

2. **收缩期和舒张期**　在一个心动周期中，心房和心室的机械活动都可分为收缩期和舒张期。

3. **心动周期的持续时间**　与心率成倒数关系。成年人心率为 75 次/分，则每个心动周期持续 0.8 秒。

4. 在心房的活动周期中，先是左、右心房收缩，持续约 0.1 秒。继而心房舒张，持续约 0.7 秒；在心室的活动周期中，也是左、右心室先收缩，持续约 0.3 秒，随后心室舒张，持续约 0.5 秒。

5. **全心舒张期**　心室舒张期的前 0.4 秒期间，心房也处于舒张状态。

（二）心脏的泵血过程

以左心室为例，说明一个心动周期中心室射血和充盈的过程。

1. **心室收缩期**

（1）等容收缩期　半月瓣和房室瓣均关闭，心室收缩，室内压急剧升高，但心室容积不变。持续约 0.05 秒。室内压升高，超过心房内压使房室瓣关闭，产生第一心音。

（2）射血期

①快速射血期：在射血早期，心室射入主动脉的血液量较多，血液流速很快，持续约 0.1 秒，此期心室射出的血液量约占总射血量的2/3。

②减慢射血期：在射血后期，心室收缩强度减弱，射血速度逐渐减慢，持续约 0.15 秒，此期室内压和主动脉压都由峰值逐渐下降。

2. 心室舒张期

（1）等容舒张期　心室开始舒张后，射血立即终止，心室内压随即急剧下降，半月瓣立即关闭，产生第二心音。但室内压仍然高于心房内压，房室瓣依然处于关闭状态，心室再度成为一个封闭腔，容积保持不变，历时 0.06 ~ 0.08 秒。

（2）充盈期　快速充盈期房室瓣开启，心室容积增大减慢充盈期入室血流速度减慢，心室容积继续增大心房收缩期房内压升高，心房内血液挤入心室。

（三）心房在心脏泵血活动中的作用

1. 心房的初级泵作用。

2. 心动周期中心房内压的变化　心室收缩期时，心房主要发挥临时接纳和储存从静脉回流血液的作用。心房的收缩可使心室充盈量增加 1/4，使心室舒张末期容积增加，心室肌收缩的初长度增加，从而提高心室的泵血功能。

三、心输出量与心脏泵血功能的储备

（一）每搏输出量与每分输出量

1. 每搏输出量或每搏量　一侧心室每次收缩所射出的血

量，成人一般为 70ml 左右。

2. 射血分数 搏出量占心室舒张末期容积的百分比，正常值为 50%。反映心室舒张末期容积的变化，能较早地反映心功能的异常。

3. 每分心输出量 一侧心室每分钟射出的血液量，简称心输出量。

4. 心指数 以单位体表面积计算的心输出量。人体静息状态下的心输出量与体表面积成正比。

（二）心脏泵血功能的储备

1. 定义 心输出量随机体代谢需要而增加的能力，称为心泵功能贮备或心力贮备。心力贮备可以用心脏每分钟能射出的最大血量来表示，即心脏的最大输出量。

2. 搏出量储备 包括收缩期储备与舒张期储备。

3. 心率储备 假如搏出量保持不变，使心率在一定范围内加快，当心率达 160~180 次/分时，心输出量可增加至静息时的 2~2.5 倍。

四、影响心输出量的因素

衡量心功能的最基本指标是心输出量（心率 × 搏出量），取决于心率和搏出量。

（一）心室肌的前负荷与心肌异常自身调节

1. 心室肌的前负荷 前负荷（preload）是指肌肉收缩前所负载的负荷。心室舒张末期容积相当于心室的前负荷。常用心室舒张末期压力来反映前负荷。

2. 心肌异长自身调节 对搏出量的微小变化进行精细的调节，使心室射血量与静脉回心血量之间能保持平衡，从而使心室舒张末期的容积和压力能保持在正常范围内。

（1）心室功能曲线与心定律

①定义：改变心室舒张末期容积，可观察到搏出量也随之改变，反映这种的关系曲线称为心室功能曲线。

②心室功能曲线分段：左心室舒张末期压在 5～15mmHg 的范围内为曲线的上升支，左心室舒张末期压在 15～20mmHg 的范围内，曲线趋于平坦，左心室舒张末期压高于 20mmHg，曲线平坦或轻度下倾，但不出现明显的降支。

（2）正常心室肌的抗过度延伸特性

①对搏出量的微小变化进行精细的调节。

②前负荷是调节搏出量的主要因素，心室的前负荷主要是由心室舒张末期充盈的血液量决定的。

③心室在舒张末期充盈的血量是静脉回心血量和射血后心室内剩余血量二者的和。

3. 影响前负荷的因素

（1）静脉回心血量、心室充盈时间、静脉回流速度、心室舒张功能、心室顺应性和心包腔内压力。

（2）射血后心室内的剩余血量。

（二）心室收缩的后负荷

即动脉血压。动脉血压（正常范围）↑→等容收缩期室内压↑→射血期↓＋射血速度↓→每搏输出量↓→心肌初长度↑、心肌收缩力↑→搏出量恢复正常。

（三）心肌收缩能力

1. 定义　心肌不依赖于前、后负荷而能改变其力学活动的一种内在特性。

2. 影响心肌收缩能力的因素　主要包括活化的横桥数目、肌球蛋白头部 ATP 酶的活性。

（四）心率

1. 正常成年在安静状态下，心率为 60～100 次/分，平均约

75 次/分。

2. 心率的变化也可影响心肌的收缩能力：心率↑→心肌收缩力↑（阶梯现象）。160～180 次/分：心肌收缩力达到峰值心率再↑→心肌收缩力↓。

3. 完整机体的心率受神经和体液因素的控制

①神经因素：交感神经活动增强时心率加快；迷走神经活动增强时心率减慢。

②体液因素：循环血液中的肾上腺素、去甲肾上腺素和甲状腺素的水平增高，可导致心率加快。

③心率受体温的影响，体温每升高 1℃，心率可增加 12～18 次/分。

五、心功能评价

（一）从心室压力变化评价心功能

1. 心脏射血功能评价 通过分别计算搏出量、射血分数和每搏功，以及心输出量、心指数可评价心室射血功能。

2. 心室舒张功能评价 心室压舒张压变化速率曲线可作为心脏舒张功能的指标。

（二）从心室容积变化评价心功能

1. 心室收缩功能评价 主要有左心室舒张末内径、左心室收缩末内径、左心室舒张末容积、左心室收缩末容积、左心室射血分数（LVEF）、左心室缩短分数。临床上 LVEF 是评价绝大多数患者左心室收缩功能的首选指标。

2. 心室舒张功能评价 临床上最常用经胸超声心动图。

（三）应用心室压力和容积变化评价心功能

1. 心脏做功量的测定。

2. 应用心室压力－容积环评价心功能。

六、心音

心音：是由于心脏瓣膜关闭和血液撞击心室壁引起的振动所产生的声音。

1. 第一心音

（1）发生在心室收缩期，标志着**心室收缩的开始**。音调较低，持续时间相对较长。

（2）**产生** 由于房室瓣突然关闭引起心室内血液和室壁的振动，以及心室射血引起的大血管壁和血液湍流所放生的振动而产生的。

2. 第二心音

（1）发生在心室舒张期，标志着**心室舒张期的开始**。频率较高，持续时间较短。

（2）**产生** 主动脉瓣和肺动脉瓣关闭，血流冲击大动脉根部引起血液、管壁及心室壁的振动而引起。

3. 第三心音 出现在心室快速充盈期之末，是一种低频、低幅的振动。

4. 第四心音 出现在心室舒张晚期，是与心房收缩有关的一组发生在心室收缩期前的振动，也称心房音。

第三节 心脏的电生理学及生理特性

一、概述

1. 心脏节律性的收缩舒张是泵血的动因。

2. 心肌细胞的生理特性 兴奋性、自律性、传导性和收缩性。

3. 心肌细胞分类

（1）按组织学和电生理学特点分工作细胞（心房肌和心室

41

肌）和自律细胞（窦房结细胞和浦肯野细胞）。

（2）按心肌细胞动作电位去极化的快慢及其产生机制分快反应细胞（心房肌和心室肌、浦肯野细胞）和慢反应细胞（窦房结细胞和房室结细胞）。

二、心肌细胞的跨膜电位及其形成机制

（一）工作细胞跨膜电位及其形成机制

1. 静息电位

（1）心肌工作细胞的静息电位稳定，为 $-80 \sim -90 \text{mV}$。

（2）形成 K^+ 顺浓度梯度由膜内向膜外扩散所达到的平衡电位，构成静息电位的主要成分。

2. 心室肌细胞动作电位

（1）通常将心室肌细胞动作电位分为0期（快速去极期）、1期（快速复初期）、2期（平台期）、3期（快速复极末期）、4期（完全复极期，或静息期）。

（2）**快速去极期** 心室细胞受刺激而兴奋时发生去极化，膜电位由静息状态时的 -90mV 迅速上升到 $+30 \text{mV}$ 左右，构成动作电位的升支，其幅度约为 120mV。0 期去极化过程十分短暂，仅占 $1 \sim 2$ 毫秒，主要是 Na^+ 内流。

（3）**快速复初期** 0 期后，膜电位由 $+30 \text{mV}$ 迅速下降到 0mV 左右，形成动作电位的快速复极初期，即 1 期。历时约 10 毫秒。由于 0 期和 1 期膜电位变化迅速，在记录的动作电位图上呈尖峰状。

（4）**平台期** 当 1 期复极膜电位到达 0mV 附近时，复极化过程突然转慢，电位停滞于 0mV 附近，形成平台期，历时 $100 \sim 150$ 毫秒。平台期的形成是由于该期间外向电流（ K^+ 外流）和内向电流（主要是 Ca^{2+} 内流）同时存在，内向离子流主要是由 Ca^{2+} 和少量的 Na^+ 负载的。

（5）**快速复极末期**　在 2 期复极末，膜内电位逐渐下降，延续为 3 期复极。故 3 期又称为快速复极末期，历时 100～150 毫秒。3 期复极是由于 L 型 Ca^{2+} 通道失活关闭，内向离子流终止，而外向 K^+ 流进一步增加所致。

（6）**静息期**　4 期是膜复极化完毕，膜电位恢复至静息电位（$-90mV$）的时期。通过 Na^+-K^+ 泵进行对 K^+ 的摄入，通过细胞膜上的 Na^+-Ca^{2+} 交换体对 Ca^{2+} 的排出。

3. 心房肌细胞动作电位　心房肌细胞动作电位在形态上与心室肌细胞很相似，但没有明显的 2 期，复极化较快，动作电位时程短。其细胞膜中存乙酰胆碱敏感的钾通道。

（二）自律细胞的跨膜电位及其形成机制

1. 概述　自律细胞动作电位 3 期复极化末达到最大复极电位之后，4 期的膜电位并不是稳定在这一水平，而是立即开始自动去极化；当去极化达到阈电位水平后，就爆发一次新的动作电位。这种 4 期自动去极化的过程具有随时间而递增的特点，去极化的速度远较 0 期去极化缓慢。4 期自动去极化是自律细胞产生自动节律性兴奋的基础。

2. 窦房结 P 细胞动作电位

（1）窦房结含有丰富的自律细胞，属于慢反应自律细胞。

（2）与心室肌快反应工作细胞和浦肯野快反应自律细胞相比，窦房结细胞具有的特点如下。

①最大复极电位（$-70mV$）和阈电位（$-40mV$）的绝对值均小于浦肯野细胞。

②0 期去极化幅度较小（约 70mV），时程较长（约 7ms），去极化的速率较慢（约 10V/s）。

③没有明显的复极 1 期和 2 期。

④4 期自动去极化速度（约 0.1V/s）快于浦肯野细胞（约 0.02V/s）。

（3）兴奋过程的特点。

过程	特点
去极化过程	窦房结细胞动作电位 0 期的去极化，是由 Ca^{2+} 内流造成。由于 L 型 Ca^{2+} 通道的激活和失活都较缓慢，故窦房结细胞的 0 期去极化过程比较缓慢，持续时间较长。由慢 Ca^{2+} 通道开放引起缓慢去极化的心肌细胞称为慢反应细胞
复极化过程	窦房结细胞的复极化过程是动作电位的 3 期。窦房结细胞的动作电位无明显的 1 期和 2 期，0 期去极化后直接进入 3 期
4 期自动去极化	形成窦房结细胞 4 期自动去极化的离子机制包括外向电流的减弱和内向电流的增强，即由随时间而增长的净内向电流所引起

3. 浦肯野细胞的动作电位

（1）形成　形成与心室肌动作电位相似，0~3 期的产生机制与心室肌相似，4 期膜电位不稳定。

（2）特点

①0 期去极化速度快，幅度大。

②浦肯野细胞 4 期自动去极化形成的机制包括一种外向电流的逐渐减弱和一种内向电流的增强。

三、心肌的电生理特性

（一）概述

1. 兴奋性、自律性和传导性以细胞膜的生物电活动为基础的，属于电生理特性。

2. 收缩性是一种机械特性。

（二）兴奋性

1. 心肌细胞兴奋性的周期性变化

（1）有效不应期　从 0 期去极化开始到复极化 3 期膜电位

达 -55mV 这一段时间内，无论给予多强的刺激，都不会引起心肌细胞产生去极化反应。

（2）**相对不应期** 从膜电位复极化 -60mV 到 -80mV 的阶段。给予阈上刺激可能产生新的动作电位。

（3）**超常期** 膜电位由 -80mV 恢复到 -90mV。引起心肌细胞兴奋所产生的刺激阈值比正常时要低一些，心肌的兴奋性高于正常水平。

2. 影响心肌细胞兴奋性的因素

（1）静息电位或最大复极电位的水平。

（2）阈电位的水平。

（3）引起 0 期去极化的离子通道性状。

3. 心肌兴奋性周期性变化与收缩活动的关系 心肌细胞的有效不应期特别长，不会发生完全性强直收缩。注意期前收缩与代偿间歇的产生。

4. 心肌不应期的离散度 单个心肌细胞的不应期主要反映细胞膜离子通道的状态。分析一块心肌组织的不应期情况，才能说明心肌的不应期对于兴奋传导的影响。

（三）传导性

1. 兴奋在心脏内的传导

（1）心脏内兴奋传播的途径 <u>窦房结→心房肌及功能上的优势传导通路→左、右心房→房室交界→房室束（希氏束）→左、右束支→浦肯野纤维→心室肌</u>。

（2）心脏内兴奋传播的特点 不同心肌细胞的传导性不同。

①心房、普通心房肌：传导较慢，约为 0.4m/s，而"优势传导通路"的传导速度较快，为 1.0～1.2m/s。心室、心室肌：传导速度约为 1m/s。因此房室交界的兴奋能沿着浦肯野纤维网迅速而广泛地传导至整个左、右心室。房室交界区细胞的传导性很低，其中又以结区为最低（0.02m/s）。

②房室交界：兴奋由心房进入心室的唯一通道。兴奋在房室交界区传导速度缓慢，兴奋由心房传至心室要经过一段延搁的现象称为房－室延搁。由于房－室延搁，使心室的收缩必定发生在心房收缩完毕之后，而不会发生心房和心室的收缩在时间上重叠的现象。

③兴奋在心室内传播的总时程为 0.06 秒，在正常人心脏内传播的全部时间为 0.22 秒。

2. 影响传导性的因素

（1）结构因素　心肌细胞的直径是决定传导性的主要结构因素，细胞直径与细胞内电阻成反比关系。

（2）生理因素　心肌细胞的电生理特性是影响心肌传导性的主要因素。心肌细胞兴奋的传播是通过形成局部电流而实现的。

（四）自动节律性

自动节律性是指心肌在无外来刺激条件下能自动产生节律性兴奋的能力或特征。

1. 心脏的起搏点　通常自律性最高的是窦房结（约 100 次/分），故窦房结是心脏活动的正常起搏点。由窦房结起搏而形成的心脏节律称为窦性心律。

2. 窦房结控制潜在起搏点的主要机制

（1）抢先占领　窦房结的自动节律性兴奋频率高于其他潜在起搏点，因此潜在起搏点在其自身 4 期自动去极化达到阈电位前，由窦房结传来的兴奋已将其激活而产生动作电位，从而控制心脏的节律活动。

（2）超速驱动压抑　自律细胞在受到高于其固有频率的刺激时，就按外加刺激的频率发生兴奋。

3. 影响自律性的因素

（1）4 期自动去极化的速度　自动去极化速度快→达到阈电位的时间短→自律性高；自动去极化速度慢→达到阈电位的

时间长→自律性低。

（2）最大复极电位水平。

（3）阈电位水平。

（五）收缩性

1. 心肌收缩的特点　同步收缩、不发生强直收缩、对细胞外 Ca^{2+} 依赖性。

2. 影响心肌收缩的因素　凡是能影响心脏搏出量的因素，如前、后负荷和心肌收缩能力以及细胞外 Ca^{2+} 浓度，都能影响心肌收缩。

3. 心肌收缩与心力衰竭　心力衰竭主要表现为严重的心肌收缩功能不全和舒张时间延迟。

四、体表心电图

（一）概述

1. 将测量电极放置在人体表面的一定部位，可以记录到心脏兴奋过程中发生的电变化，所记录到的图形称为心电图（ECG）。

2. 心电图可反映心脏兴奋的产生、传导和兴奋恢复过程中的生物电变化，而与心脏的机械收缩活动无直接关系。

（二）心电图的基本形成原理

形成原理：膜极化学说和容积导体原理。

（三）心电图导联方式与正常心电图各波和间期的意义

心电图导联方式：标准导联有三类 12 个，包括三个标准肢体导联（分别为 I 导联、II 导联、III 导联），三个加压单极导联（分别为 aVR、aVL 和 aVF 导联）和六个单极胸导联（V_1 ~ V_6 导联）。

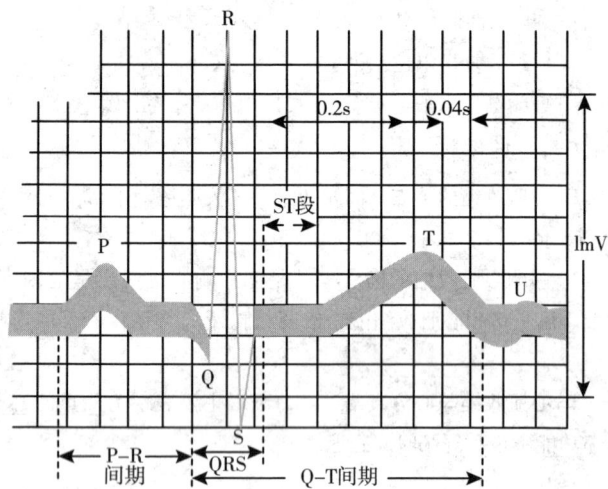

心脏每次兴奋过程中都会相继出现一个 P 波，一个 QRS 波群和一个 T 波，有时在 T 波后还可出现一个小的 U 波。

名称	时间（s）	幅度（mV）	意义
P 波	0.08 ~ 0.11	不超过 0.25	两心房的去极化
QRS 波	0.06 ~ 0.10	0.5 ~ 2.0	两心室的去极化
T 波	0.05 ~ 0.25	0.1 ~ 0.8	两心室复极化过程
U 波	0.1 ~ 0.3	一般 <0.05mV	可能与浦肯野纤维网的复极化有关
P – R 间期	0.12 ~ 0.20	—	兴奋：房 → 室的时间
ST 段	0.05 ~ 0.15	—	心室肌的 AP 处于平台期
Q – T 间期	<0.4	—	心室去极化 + 复极化的时间

1. P 波　反映的是左、右两心房的去极化过程，正常为 0.08 ~ 0.11 秒，幅度不超过 0.25mV。

2. QRS 波群　反映左、右两心室的去极化过程。典型的 QRS 波群包括三个紧密相连的电位波动，第一个向下的波称为 Q 波，第一个向上的波称为 R 波，紧接 R 波之后的向下的波称为 S 波。

正常的 QRS 波群历时 0.06 ~ 0.10 秒，代表兴奋在心室肌传播所需的时间。

3. T 波　反映心室的复极化过程，历时 0.05 ~ 0.25 秒，波幅为 0.1 ~ 0.8 mV。T 波方向与 QRS 波群的主波方向相同。

4. U 波　可能与浦肯野纤维网的复极化有关。

5. P – R 间期（或 P – Q 间期）

（1）P – R 间期是指从 P 波起点到 QRS 波起点之间的时程，一般为 0.12 ~ 0.20 秒。

（2）代表由窦房结产生的兴奋经由心房、房室交界和房室束到达心室并引起心室肌开始兴奋所需要的时间，故也称房室传导时间。

6. Q – T 间期　代表从心室开始去极化到完全复极化所经历的时间。心率愈快，Q – T 间期愈短。

7. ST 段　正常心电图上 ST 段与基线平齐。ST 段代表心室各部分心肌细胞均处于动作电位的平台期，各部分之间的电位差很小，所以曲线位于基线水平。

（四）心电图与心肌细胞动作电位的关系

心电图的记录曲线与单个心肌细胞的生物电变化曲线有明显的区别，主要原因如下。

（1）单个心肌细胞的电变化是用细胞内电极记录法得到的，反映的是细胞膜内外的电位差；而心电图采用的是细胞外记录。

（2）心肌细胞的电变化是单个心肌细胞的膜电位变化；而心电图则是整个心脏在兴奋过程中的综合电变化。

（3）用细胞内电极记录心肌细胞的电位变化时，在同一个细胞记录到的图形是恒定的；而在记录心电图时，将记录电极放置在体表的不同部位，所记录的心电图波形是不同的。

第四节　血管生理

一、各类血管的功能特点

（一）血管的功能性分类

名称	特点	作用
弹性贮器血管	主动脉、肺动脉主干及其发出的最大的分支，管壁坚厚，富含弹性纤维，有较高的顺应性和弹性	心缩时被动扩张容积增大，贮存部分血液；使心脏间断的射血成为血管系统中连续的血流，减小心动周期中血压的波动幅度
分配血管	中动脉	血液输送至各器官组织
毛细血管前阻力血管	小动脉和微动脉的管径小，对血流的阻力大	对动脉血压的维持有重要意义
毛细血管前括约肌	属于阻力血管	控制其后的毛细血管的关闭和开放
交换血管	真毛细血管，通透性很高	是血管内、外进行物质交换的场所
毛细血管后阻力血管	微静脉，对血流也产生一定的阻力	影响体液在血管内、外的分配情况
容量血管	数量较多，口径大，管壁较薄，可扩张性大	起着血液贮存库的作用
短路血管	小动脉和小静脉之间的直接吻合支	在功能上与体温调节有关

（二）血管的内分泌功能

1. 血管内皮细胞的内分泌功能 对调节血液循环、维持内环境稳态及生命活动的正常进行起重要作用。

2. 血管平滑肌细胞的内分泌功能 血管平滑肌细胞可合成、分泌肾素和血管紧张素，调节局部血管的紧张性和血流量。

3. 血管其他细胞的内分泌功能 血管壁中大量成纤维细胞、脂肪细胞、肥大细胞、巨噬细胞和淋巴细胞等多种细胞。

二、血流动力学

（一）血流量和血流速度

1. 定义

（1）血流量 单位时间内流过血管某一截面的血量，即血流的容积速度，以 ml/min 或 L/min 来表示。

（2）血流速度 血液中的一个质点在血管内移动的线速度。血液在血管内流动时，其血流速度与血流量成正比，与血管的截面积成反比。

2. 泊肃叶定律 单位时间内的血流量与血管两端的压力差 ΔP 或（$P_1 - P_2$）以及血管半径的 4 次方成正比，而与血管的长度成反比。

3. 层流和湍流

（1）在层流的情况下，液体中每个质点的流动方向都一致，即与血管的长轴平行；但各质点的流速不相同，在血管轴心处流速最快，越靠近管壁，流速越慢。泊肃叶定律适用于层流的情况。

（2）当血液的流速加快到一定程度后，会发生湍流。此时血液中各个质点的流动方向不再一致，出现漩涡。

（二）血流阻力

1. 定义 血液在血管内流动时所遇到的阻力，称为血流阻力。血流的阻力来源于血液内部的摩擦力以及血液与管壁之间的摩擦力。

2. 决定血流阻力的因素

（1）血流阻力　与血管的长度和血液的黏滞度成正比，与血管半径的四次方成反比。

（2）血液黏滞度　是决定血流阻力的另一因素。

因素	对血液黏滞度的影响
血细胞比容	血细胞比容越大，血液的黏度就越高
血流的切率	在层流的情况下，相邻两层血液流速的差和液层厚度的比值
血管口径	当血液在直径小于 0.3mm 的小动脉内流动时，只要切率足够高，则在一定范围内血液的黏滞度随着血管口径的变小而降低。这一现象称为 Fahraeus – Lindquist 效应
温度	血液黏滞度随温度的降低而升高

（三）血压

1. 定义　血管内的血液对于单位面积血管壁的侧压力。

2. 血压形成的条件　心血管系统内有血液充盈；心脏射血；外周阻力（主要来自小动脉和微动脉）。

三、动脉血压和动脉脉搏

（一）动脉血压

动脉血管内血液对管壁的压强即动脉血压。

1. 动脉血压的形成

（1）心血管系统有足够的血液充盈。

（2）心脏射血。

（3）外周阻力。

（4）主动脉和大动脉的弹性储器作用。

2. 动脉血压的测量与正常值

（1）测量方法 分为直接测量法和间接测量法。现今将上臂测得的肱动脉血压代表动脉血压。

（2）正常值 我国健康青年人安静时的收缩压为 100～120mmHg，舒张压为 60～80mmHg，脉搏压为 30～40mmHg。

3. 影响动脉血压的因素 心脏每搏输出量；心率；外周阻力；主动脉和大动脉的弹性贮器作用；循环血量与血管系统容量的匹配情况。

（二）动脉脉搏

1. 定义 在每个心动周期中，动脉内的压力发生周期性的波动。这种周期性的压力变化可引起动脉血管发生搏动。

2. 波形 用脉搏描记仪可以记录浅表动脉的脉搏波形。一般包括以下几个组成部分。

（1）上升支 上升支的斜率和幅度受射血速度、心输出量以及射血阻力和弹性贮器作用的影响。

（2）下降支

①心室射血的后期，射血速度减慢，动脉血压逐渐降低，形成脉搏波下降支的前段。

②在主动脉记录脉搏图时，其下降支上有一个切迹，称为降中峡。

③降中峡发生在主动脉瓣关闭的瞬间。

④动脉脉搏波下降支的形状可大致反映外周阻力的高低。

3. 动脉脉搏波向外周动脉的传播速度 动脉脉搏可以沿着动脉管壁向外周血管传播，其传播的速度远较血流的速度为快。它受管壁顺应性的影响。

四、静脉血压和静脉回心血量

（一）静脉血压

1. 中心静脉压 右心房和胸腔内大静脉的血压。其正常值为 $4 \sim 12 cmH_2O$。

2. 外周静脉压 各器官静脉的血压。特点是血压低、血流阻力小、易受重力和体位的影响。

（二）重力对静脉压的影响

静水压是指血管内的血液由于受地球重力场的影响，可对血管壁产生一定的静水压。

（三）静脉回心血量

静脉对血流的阻力很小，约占整个体循环总阻力的 15%。

影响静脉回心血量的因素	①体循环平均充盈压（反映血管系统充盈程度的指标） ②心肌收缩力 ③骨骼肌的挤压作用 ④体位改变 ⑤呼吸运动

五、微循环

微循环指循环系统中在微动脉和微静脉之间的部分，是机体与外界环境进行物质和气体交换的场所。

（一）组成

微动脉、后微动脉、毛细血管前括约肌、真毛细血管、通血毛细血管（或称直捷通路）、动－静脉吻合支和微静脉等部分组成微循环。

（二）微循环血流通路

1. 迂回通路 微动脉→后微动脉→毛细血管前括约肌。血流缓慢，作用是物质交换。

2. 直捷通路 微动脉→后微动脉→通血毛细血管。血流速度较快，作用是有利于血液回流。

3. 动脉－静脉短路 微动脉→动脉－静脉吻合支→微静脉。随温度变化，作用是调节体温。

（三）血流动力学

1. 微循环血流阻力 微循环中的血流一般为层流，其血流量与微动脉、微静脉之间的血压差成正比，与微循环中总血流阻力成反比。

2. 微循环血流量的调节

（1）微循环中真毛细血管是交替开放的，其开关受微动脉、后微动脉及毛细血管前括约肌的控制。

（2）后微动脉和毛细血管前括约肌的舒缩活动主要受局部代谢产物的影响。

（四）微循环的物质交换方式

1. 扩散 血液和组织液之间进行物质交换的最主要方式。

2. 滤过和重吸收 **滤过**：液体由毛细血管内向毛细血管外的移动。**重吸收**：液体向反方向的运动。

3. 吞饮。

六、组织液

组织液是由血浆经毛细血管壁滤过到组织间隙而形成的，是细胞赖以生存的内环境。

（一）组织液的生成

1. 有效滤过压 =（毛细血管血压 + 组织液胶体渗透压）–（血浆胶体渗透压 + 组织液静水压）。

2. 单位时间内通过毛细血管壁滤过的液体量 V 等于有效滤过压与滤过系数 K 的乘积，滤过系数的大小取决于毛细血管壁对液体的通透性和滤过面积。

3. 流经毛细血管的血浆，有 0.5% ~ 2% 在毛细血管动脉端以滤过的方式进入组织间隙，其中约 90% 在静脉端被重吸收回血液，其余约 10%（包括滤过的少量白蛋白分子）进入毛细淋巴管，成为淋巴液。

（二）影响组织液生成的因素

1. 毛细血管有效流体静压。

2. 有效胶体渗透压。

3. 毛细血管壁通透性。

4. 淋巴回流。

七、淋巴液的生成和回流

淋巴系统由淋巴管、淋巴结、脾和胸腺等组成。

（一）毛细淋巴管的结构特点

1. 组织液进入淋巴管，即成为淋巴液。

2. 毛细淋巴管由单层内皮细胞组成，没有基膜和周细胞，管壁的通透性比毛细血管更高。组成毛细淋巴管的内皮细胞能形成只向管内开放的活瓣。因此，组织液包括其中的血浆蛋白质分子可以自由地进入毛细淋巴管，但不能倒流。

3. 每天生成的淋巴液总量为 2 ~ 4L。

4. 组织液和毛细淋巴管内淋巴液之间的压力差是组织液进入淋巴管的动力。

5. 凡能增加淋巴生成的因素也都能增加淋巴液的回流量。

（二）影响淋巴液生成和回流的因素

淋巴管壁平滑肌的收缩活动和瓣膜共同构成"淋巴管泵"，能推动淋巴流动。

第五节　心血管活动的调节

一、神经调节

（一）心血管的神经支配

1. 心脏的神经支配

（1）心交感神经及其作用

①心交感神经的节前神经元轴突末梢释放的递质为乙酰胆碱，能激活节后神经元膜上的 N 型胆碱能受体。

②心交感节后神经元的轴突组成心脏神经丛，支配心脏各个部分，包括窦房结、房室交界、房室束、心房肌和心室肌。

（2）心迷走神经及其作用

①支配心脏的副交感神经节前神经元的细胞体位于延髓的迷走神经背核和疑核。

②节后神经纤维支配窦房结、心房肌、房室交界、房室束及其分支。心迷走神经的节前和节后神经元都是胆碱能神经元。

2. 血管的神经支配

（1）缩血管神经纤维

①缩血管神经纤维都是交感神经纤维，故称为交感缩血管神经，其节后纤维末梢释放的递质为去甲肾上腺素。

②血管平滑肌细胞有 α 和 β_2 两类肾上腺素能受体，去甲肾上腺素与 α 受体结合可引起血管平滑肌收缩，而与 β_2 受体结合则引起血管平滑肌舒张。

（2）舒血管神经纤维

	交感舒血管神经纤维	副交感舒血管神经纤维	脊髓后根舒血管纤维
分布	骨骼肌血管	脑膜、唾液腺、外生殖器的血管	
递质	ACh	ACh	降钙素基因相关肽
受体	M	M	
作用	舒血管	舒血管	舒张局部血管
特点	①不参与血压调节 ②平时无作用 ③与情绪、运动有关	①不参与血压调节 ②参与调节局部血流	轴突反射

（二）心血管中枢

1. 定义　在生理学中将与控制心血管活动有关的神经元集中的部位称为心血管中枢。

2. 脊髓　脊髓胸腰段中间外侧柱有支配心脏和血管的交感节前神经元，脊髓骶段还有支配血管的副神经交感节前神经元。

3. 延髓　是调节心血管活动最基本的中枢。

4. 下丘脑　下丘脑室旁核在心血管活动的整合中起重要作用，其下行纤维不仅直接到达脊髓中间外侧柱控制交感节前神经元活动，还到达延髓头端腹外侧区（RVLN），调节 RVLN 的心血管神经元活动。

5. 其他心血管中枢　在延髓以上的脑干部分以及大脑和小

脑中，均有调节心血管活动的神经元，参与对心血管活动和机体其他功能之间的复杂整合。

（三）心血管反射

1. 颈动脉窦和主动脉弓压力感受性反射　当动脉血压突然升高时，可反射性引起心率减慢、心输出量减少、血管舒张、外周阻力减少，血压下降，这一反射称为压力感受性反射。

（1）压力感受器作用　当动脉血压升高时，可引起压力感受性反射，其反射效应是使心率减慢，外周血管阻力降低，血压回降，称为减压反射。

（2）减压反射的特点　调节范围在 60～180mmHg。当窦内压在正常平均动脉压水平（大约 100mmHg）的范围内发生变动时，压力感受性反射最为敏感，纠正偏离正常水平的血压的能力最强；动脉血压偏离正常水平愈远，压力感受性反射纠正异常血压的能力愈低。

（3）压力感受性反射的生理意义

①是一种典型的负反馈调节机制。

②在心输出量、外周血管阻力、血量等发生突然变化的情况下，对动脉血压进行快速调节的过程中起重要的作用，使动脉血压不致发生过大的波动。

③在动脉血压的长期调节中并不重要。

④利用降压反射的原理，临床上可通过按摩颈动脉窦治疗阵发性室上性心动过速。

2. 颈动脉体和主动脉体化学感受性反射　化学感受性反射的特点如下。

①感受器感受刺激的敏感性是：外周感受器对 $PO_2 \downarrow$、$[H^+] \uparrow$、$PCO_2 \uparrow$（尤其 $PO_2 \downarrow$）敏感；中枢感受器对 $[H^+] \uparrow$、$PCO_2 \uparrow$（尤其 $PCO_2 \uparrow$）敏感。

②平时不起明显调节作用，当低氧、窒息、酸中毒、血压过低（即窦弓反射反应降低时）时才起作用。

③对呼吸的调节作用 > 对血压的调节作用。

④保证心、脑等重要器官在危急情况下优先获得血液供应。

⑤对心输出量的影响。

3. 心肺感受器引起的心血管反射。

4. 躯体感受器引起的心血管反射。

5. 内脏感受器引起的心血管反射。

6. 脑缺血反应。

（四）心血管反射的中枢整合形式

对于某种特定的刺激，不同部分的交感神经的反应方式和程度是不同的，即表现为一定整合型式的反应，使各器官之间的血流分配能适应机体当时功能活动的需要。

二、体液调节

心血管活动的体液调节是指血液和组织液中一些化学物质对心肌和血管平滑肌的活动产生影响，并起调节作用。

（一）肾素 – 血管紧张素系统

1. RAS 的构成　肾素经肾静脉进入血液循环，启动 RAS 链式反应。

（1）肾素可将其在血浆或组织中的底物，即肝脏合成和释放的血管紧张素原水解产生一个十肽，为血管紧张素Ⅰ。

（2）在血浆或组织中，特别是肺循环血管内皮表面存在血管紧张素转换酶（ACE），ACE 可水解血管紧张素Ⅰ，产生血管紧张素Ⅱ。

（3）血管紧张素Ⅱ在血浆或组织中进一步被酶水解为血管紧张素Ⅲ。

（4）在不同酶作用下，血管紧张素Ⅰ、血管紧张素Ⅱ、血管紧张素Ⅲ可形成不同肽链片段的血管紧张素。

2. 血管紧张素家族重要成员的生物学作用

（1）血管紧张素Ⅱ（Ang Ⅱ）的作用　对体内多数组织、细胞来说，血管紧张素Ⅰ不具有活性。血管紧张素中最重要的是血管紧张素Ⅱ。

①血管紧张素Ⅱ作用于血管平滑肌，可使全身微动脉收缩，动脉血压升高。

②血管紧张素Ⅱ对神经系统作用后，最终可使外周血管阻力增加，血压升高。

③血管紧张素Ⅱ可刺激肾上腺皮质球状带细胞合成和释放醛固酮，后者可促进肾小管对 Na^+ 的重吸收，并使细胞外液量增加。

（2）其他成员生物学效应　血管紧张素Ⅲ的缩血管效应仅为血管紧张素Ⅱ的10%～20%，但刺激肾上腺皮质合成和释放醛固酮的作用较强。

3. 肾素－血管紧张素系统的功能

（1）主要生理功能是对体液平衡、摄盐和血压的调节。

（2）在体内细胞外液量减少和血压降低的情况下，通过血管紧张素Ⅱ调节血流阻力和肾脏排钠量，使器官组织仍能得到一定的血液灌注。

（3）肾素－血管紧张素系统功能发生异常时，可导致心血管活动的改变，如高血压等。

（二）肾上腺素和去甲肾上腺素

肾上腺素（epinephrine）和去甲肾上腺素（norepinephrine）在化学结构上都属于儿茶酚胺。

肾上腺髓质释放的儿茶酚胺中，肾上腺素约占80%，去甲肾上腺素约占20%。

	肾上腺素（E）	去甲肾上腺素（NE）
来源	肾上腺髓质	肾上腺髓质、交感 N 节后纤维
共性	兴奋 α、β 受体，强心、缩血管、BP↑、平滑肌舒张、升血糖、升血脂、耗氧量↑、产热↑	
个性	强心剂	升压剂
心脏	结合 $β_1$ 受体 正变时、正变力、正变传导作用 心率↑心缩力↑心输出量↑SP↑	基本同 E 但在体心率↓ （窦弓反射效应所致）
血管	结合 $β_1$ 受体 皮肤、内脏血管收缩 骨骼肌、心、肝血管舒张	除冠脉外全身各器官血管收缩 外周阻力↑、DP↑
平滑肌	胃肠道、支气管血管舒张	较 E 弱
代谢	血糖↑、脂分解↑、耗氧↑、产热↑	较 E 弱

1. 肾上腺素

（1）**对心脏作用** ①与 $β_1$ 肾上腺素能受体结合，使心肌收缩加强，传导加速，心率加快，有很强的强心作用；②静脉注射肾上腺素：由于肾上腺素使总外周阻力降低，脉搏压变大，压力感受性反射对心脏的作用不能抵消肾上腺素对心脏的直接作用，故心率加快，心输出量增加。

（2）**对血管作用** ①在皮肤、肾脏和胃肠道的血管平滑肌上，α 肾上腺素能受体在数量上占优势，激活后引起血管收缩；

②在骨骼肌和肝脏的血管，β₂肾上腺素能受体占优势，激活后引起血管舒张。

（3）小剂量的肾上腺素 以兴奋β₂肾上腺素能受体的效应为主，引起骨骼肌和肝脏血管舒张，这种舒血管作用超过肾上腺素对其他部位血管的缩血管作用，故全身总外周阻力降低。

（4）大剂量肾上腺素 因α受体的作用，引起体内大多数血管收缩，总外周阻力增大。

2. 去甲肾上腺素

（1）主要与血管的α肾上腺素能受体结合，也可与心肌β₁肾上腺素能受体结合，但和血管平滑肌的β₂肾上腺素能受体结合的能力较弱。

（2）静脉注射去甲肾上腺素 与血管的α肾上腺素能受体结合，可使全身血管广泛收缩，动脉血压升高；血压升高又使压力感受性反射活动加强，压力感受性反射引起的心率减慢效应超过去甲肾上腺素对心脏的直接兴奋效应，故心率减慢。

（3）主要引起升压效应。

（三）血管升压素

1. 血管升压素是在下丘脑视上核和室旁核的一些神经元内合成的，可通过脑垂体运输到垂体后叶，再释放入血。

2. 血管升压素的V₁受体主要分布在血管平滑肌上，V₂受体主要分布在肾小管上。

3. 血管升压素对于保持体内细胞外液量和血浆渗透压的稳态以及动脉血压的稳态，都起重要的作用。血管升压素通过对细胞外液量的调节，在动脉血压的长期调节中起重要的作用。

（四）血管内皮生成的血管活性物质

1. 舒血管物质　NO、前列环素和内皮超极化因子等。

2. 缩血管物质　内皮素是已知的最强烈的缩血管物质之一。

（五）激肽释放酶 - 激肽系统

<u>缓激肽和血管舒张素是已知的最强烈的舒血管物质</u>。

（六）心血管活性多肽

1. 心房钠尿肽　心房钠尿肽是由心房肌细胞合成和释放的一类多肽。心房钠尿肽是体内调节水盐平衡的一种重要的体液因素。

2. 肾上腺髓质素　能使血管舒张，外周阻力降低，具有强而持久的降压作用。

3. 尾升压素 II　持续高效的收缩血管，尤其是动脉血管，是迄今所知最强的缩血管活性肽。

4. 阿片肽　可使血管平滑肌舒张，可能是引起血环休克的原因之一。

5. 降钙素基因相关肽　是目前发现的最强的舒血管物质，对心肌具有正性变力作用。

（七）气体信号分子

1. 一氧化碳　能快速通过各种生物膜，产生舒血管作用。

2. 硫化氢　生理浓度时具有舒张血管、维持正常血管稳态的作用。

（八）前列腺素

参与多种生理活动，包括血压调节、水盐代谢等。

（九）细胞因子

细胞因子如肿瘤坏死因子、白细胞介素、干扰素、趋化因子等是由细胞所产生的一类信息物质，大多以自分泌以及旁分泌的方式作用于靶细胞而引起生物效应。

（十）其他因素

生长因子也可以作用于心肌、血管内皮或平滑肌细胞，影响心血管活动。

三、自身调节

（一）代谢性自身调节机制

当组织的代谢活动增强时，局部组织中氧分压降低，多种代谢产物，如 CO_2、H^+、腺苷、ATP、K^+ 等积聚，可使局部的微动脉和毛细血管前括约肌舒张，因此局部血流量增多，能向组织提供更多的氧，并带走代谢产物。

（二）肌源性自身调节机制

1. 许多血管平滑肌本身经常保持一定的紧张性收缩，称为肌源性活动。血管平滑肌还有一个特性，即当被牵张时其肌源性活动加强。这种肌源性的自身调节现象，在肾血管表现特别明显，在脑、心、肝、肠系膜和骨骼肌的血管也能看到，但皮肤血管一般没有这种表现。

2. 当器官的灌注压升高，血管平滑肌受到牵张而发生收缩，使器官血流阻力增加，血流量不增多。当灌注压突然降低时，则相反。

四、动脉血压的长期调节

1. 对血压在较长时间内（数小时、数天、数月或更长）的调节，需要体液因素和交感神经系统的共同作用。

2. 肾脏在动脉血压的长期调节中起重要的作用。

3. 对血压的长期调节主要是通过肾对细胞外液量的调节来实现的。

4. 肾对血压的调节受到血管升压素和肾素 – 血管紧张素 – 醛固酮系统的调节。

第六节　器官循环

一、冠脉循环

（一）冠脉循环的解剖特点

1. <u>心脏的血液供应来自左、右冠状动脉。</u>

2. 冠状动脉的主干走行于心脏的表面，其小分支以垂直于心脏表面的方向穿入心肌，并在心内膜下层分支成网。这种分支方式使冠状动脉血管容易在心肌收缩时受到压迫。

3. 正常心脏的冠脉侧支较细小，血流量很少。因此当冠状动脉突然阻塞时，不易很快建立侧支循环，常可导致心肌梗死。如果冠脉阻塞缓慢地形成，则侧支可逐渐扩张，并可建立新的侧支循环，起代偿作用。

（二）冠脉循环的生理特点

1. 灌注压高，血流量大。

2. 摄氧率高，耗氧量大。

3. 血流量受心肌收缩的影响显著。

（三）冠脉血流量的调节

1. 心肌代谢水平对冠脉血流量的影响

（1）运动、精神紧张等使心肌代谢增强，耗氧量增加，引起冠脉舒张，以适应心肌对氧的需求。

（2）心肌代谢增强引起冠脉血管舒张，是由于某些心肌代谢产物的增加。

（3）在各种代谢产物中，腺苷可能起最重要的作用。腺苷具有强烈舒张小动脉的作用。

（4）其他代谢产物如 H^+、CO_2、乳酸等也能使冠脉舒张，但作用较弱。

（5）缓激肽和 PGE 等体液因素也能使冠脉血管舒张。

2. 神经调节 冠状动脉受迷走神经和交感神经支配。

（1）迷走神经

①迷走神经兴奋对冠状动脉的直接作用是引起舒张。

②迷走神经兴奋时又使心率减慢，心肌代谢率降低，冠状动脉收缩，抵消了迷走神经对冠状动脉的直接舒张作用。

（2）交感神经 交感神经可激活冠脉平滑肌的 α 肾上腺素能受体，使血管收缩，但交感神经兴奋又同时激活心肌的 β 肾上腺素能受体，使心率加快、心肌收缩加强、耗氧量增加，从而使冠脉舒张。

（3）在整体条件下，冠脉血流量主要是由心肌本身的代谢水平来调节的。神经因素对冠脉血流的影响在很短时间内就被心肌代谢改变所引起的血流变化所掩盖。

3. 体液调节

因素	调节特点
肾上腺素和去甲肾上腺素	可通过增强心肌的代谢活动和耗氧量使冠脉血流量增加；也可直接作用于冠脉血管的 α 或 β 肾上腺素能受体，引起冠脉血管收缩或舒张
甲状腺素	增多时，心肌代谢加强，耗氧量增加，使冠状动脉舒张，血流量增加
血管升压素	大剂量可使冠状动脉收缩，冠脉血流量减少
血管紧张素Ⅱ	能使冠状动脉收缩，冠脉血流量减少

二、肺循环

肺的血液供应有两条途径：①体循环的支气管循环；②肺循环；肺循环的功能是使血液在流经肺泡时和肺泡气之间进行气体交换。

（一）肺循环的生理特点

右心室的每分输出量和左心室的基本相同。肺循环的全部血管都在胸腔内，胸膜腔内的压力低于大气压。

1. 血流阻力小、血压低

（1）循环途径短，外周阻力小。

（2）血压较低。虽然右心室的每分输出量和左心室每分输出量基本相同，但因右心室的收缩能力弱，肺动脉压远较主动脉压为低，仅为主动脉压的 1/6 ~ 1/5。

2. 血容量大，变化也大

（1）肺的血容量较多，肺部的血容量为 450 ~ 600ml，占全身血量的 9% ~ 12%。

（2）肺部血容量的变动范围较大，故肺循环血管也起贮血库的作用。

（3）肺循环血容量在每一次呼吸周期中也有周期性变换。

3. 毛细血管的有效滤过压较低

（1）这一负压使肺泡膜和毛细血管壁互相紧密相贴，有利于肺泡和血液之间的气体交换。

（2）组织液负压还有利于吸收肺泡内的液体，使肺泡内不会有液体积聚。

（二）肺循环血流量的调节

1. 局部组织化学因素的影响

（1）肾上腺素、去甲肾上腺素、血管紧张素Ⅱ、血栓素 A_2、

前列腺素 F_2 等，都能使肺循环的微动脉收缩。

（2）组胺、5-羟色胺能使肺循环的微静脉收缩，但在流经肺循环后即分解失活。

2. 神经调节　肺循环血管受<u>交感神经和迷走神经支配</u>。

（1）刺激交感神经对肺血管的直接作用是引起收缩和血流阻力增大。

（2）刺激迷走神经可使肺血管舒张。

（3）乙酰胆碱也使肺血管舒张，但在流经肺部后即分解失活。

3. 体液调节。

三、脑循环

脑的重量虽仅占体重的约 2%，但血流量却占心输出量的 15% 左右。

（一）脑循环的特点

1. 血流量大，耗氧量多。

2. 血流量变化小。

3. 存在血-脑脊液屏障和血-脑屏障。

（二）脑血流量的调节

1. 自身调节　当平均动脉压在 60～140 mmHg 范围内变化时，脑血管可通过自身调节的机制保持脑血流量的恒定。但 <60mmHg→脑血流量↓，>140mmHg→脑血流量↑。

2. CO_2 分压与低氧的影响

①PO_2↓和 PCO_2↑→脑血管扩张→脑血流量↑。如果过度通气→CO_2 呼出↑→PCO_2↓→脑血流量↓→头晕。

②脑组织代谢产物：代谢增高时，低氧、腺苷、H^+、CO_2、NO、乳酸等代谢产物的产生→脑血管舒张。

3. 神经调节 对脑血管的活动的调节作用很小。在多种心血管反射中，脑血流量一般变化很小。

（三）血-脑脊液屏障和血-脑屏障

1. 血-脑脊液屏障

（1）脑脊液主要是由脉络丛分泌的，但其成分和血浆不同。脑脊液中蛋白质的含量极微，葡萄糖含量也较血浆为少，但 Na^+ 和 Mg^{2+} 的浓度较血浆中的高，K^+、HCO_3^- 和 Ca^{2+} 的浓度则较血浆中的低。

（2）一些大分子物质较难从血液进入脑脊液，仿佛在血液和脑脊液之间存在着某种特殊的屏障，故称之为血-脑脊液屏障。

（3）O_2、CO_2 等脂溶性物质可很容易地通过屏障，但许多离子的通透性则较低。

（4）血-脑脊液屏障的基础 无孔的毛细血管壁和脉络丛细胞中运输各种物质的特殊载体系统。

2. 血-脑屏障

（1）血液和脑组织之间也存在着类似的屏障，可限制物质在血液和脑组织之间的自由交换，称为血-脑屏障。

（2）脂溶性物质如 O_2、CO_2、某些麻醉药以及乙醇等，很容易通过血-脑屏障。

（3）脑内毛细血管处的物质交换和身体其他部分的毛细血管是不同的，是一种主动的转运过程。

（4）血-脑屏障的形态学基础 毛细血管内皮细胞、内皮下基膜和星状胶质细胞的血管周足等结构。

3. 生理意义 血-脑脊液屏障和血-脑屏障的存在，对于保持神经元周围稳定的化学环境和防止血液中有害物质侵入脑内具有重要的生理意义。

小结速览

血液循环
- 概述
  - 1. 循环系统包括心血管系统、淋巴系统
  - 2. 心血管系统和淋巴系统的主要组成部分
  - 3. 血液循环的主要功能
- 心脏的泵血过程、机制以及功能
- 心脏的电生理学及生理特性
  - 1. 心肌细胞的生理特性
  - 2. 心肌细胞的跨膜电位及其形成机制
  - 3. 心肌的电生理特性
  - 4. 体表心电图
- 血管生理
  - 1. 各类血管的功能特点
  - 2. 血流动力学
  - 3. 动脉血压和动脉脉搏：血压的形成及正常值
  - 4. 静脉血压和静脉回心血量：中心及外周静脉压
  - 5. 微循环：组成、血流通路
  - 6. 组织液：有效滤过压、影响生成的因素
  - 7. 淋巴液的生成和回流
- 心血管活动的调节
  - 1. 神经调节：自主神经支配、心血管反射
  - 2. 体液调节：肾素-血管紧张素、肾上腺素等
  - 3. 自身调节
  - 4. 动脉血压的长期调节：体液、交感神经、肾脏
- 器官循环
  - 1. 冠脉循环：血流量大、摄氧率高、耗氧量大
  - 2. 肺循环：血流阻力小、血压低、血容量大
  - 3. 脑循环

第五章　呼吸

> ● **重点**　肺通气功能、呼吸运动的调节。
> ○ **难点**　气体交换。
> ★ **考点**　O_2 和 CO_2 在血液中的运输、组织换气、呼吸的反射性调节。

第一节　概述

1. 呼吸　是机体与外界环境之间的气体交换过程。

2. 呼吸的全过程

（1）外呼吸　包括肺通气（肺与外界环境之间的气体交换过程）和肺换气（肺泡与肺毛细血管血液之间的气体交换过程）。

（2）气体在血液中的运输。

（3）内呼吸　即组织换气（组织毛细血管血液与组织细胞之间的气体交换过程），有时也将细胞内的氧化过程包括在内。

三个环节相互衔接并同时进行，其中肺通气是整个呼吸过程的基础。

3. 肺通气的动力来源于呼吸运动，狭义的呼吸通常仅指呼吸运动。

第二节　肺通气

一、肺通气的原理

（一）肺通气的动力

胸廓节律性呼吸运动是肺通气的原动力，肺泡与外界环境之间的压力差是直接动力。

1. 呼吸运动

（1）过程

①**吸气**：吸气时，胸腔的上下径、前后径和左右径都增大，引起胸腔扩大，肺的容积随之增大，但肺内压降低。当肺内压低于大气压时，外界气体流入肺内。

②**呼气**：膈肌和肋间外肌舒张时，肺依其自身的回缩力而回位，并牵引胸廓，使之上下径、前后径和左右径缩小，从而引起胸腔和肺容积减少，但肺内压升高。当肺内压高于大气压时，气体由肺内流出。

（2）形式

①**腹式呼吸和胸式呼吸**

腹式呼吸：以膈肌舒缩活动为主的呼吸运动。

胸式呼吸：以肋间外肌舒缩活动为主的呼吸运动。

②**平静呼吸和用力呼吸**

呼吸形式	特点
平静呼吸	①指安静状态下的呼吸运动 ②呼吸运动较为平稳均匀，吸气是主动的，呼气是被动的，呼吸频率为 12 ~ 18 次/分

续表

呼吸形式	特点
用力呼吸	①运动时，或者当吸入气中二氧化碳含量增加或氧含量减少时，呼吸运动将加深、加快，这种形式的呼吸运动称为用力呼吸或深呼吸 ②不仅参与收缩的吸气肌数量更多，收缩更强，而且呼气肌也参与收缩
呼吸困难	①在缺氧或二氧化碳增多较严重的情况下，会出现呼吸困难 ②不仅呼吸大大加深，而且可出现鼻翼扇动，同时还会产生胸部困压的感觉

2. 肺内压 指肺泡内气体的压力。

（1）在呼吸暂停（如屏气）、声带开放、呼吸道畅通时，肺内压与大气压相等。

（2）吸气时，随着肺内气体逐渐增加，肺内压也逐渐升高，至吸气末，肺内压升高到与大气压相等，气流也就停止。

（3）呼气时，肺的容积减小，肺内压升高并超过大气压，气体由肺内流出，肺内气体逐渐减少，肺内压逐渐下降，至呼气末，肺内压又降到与大气压相等。

3. 胸膜腔内压

（1）**胸膜腔** 存在于肺表面的脏层胸膜和衬于胸廓内壁的壁层胸膜之间的密闭的、潜在的、无气体和仅有少量浆液的腔隙。

（2）**胸膜腔中浆液的生理作用** 胸膜腔内仅有少量浆液，没有气体。浆液在两层胸膜之间起润滑作用，由于其黏滞性很低，所以在呼吸运动过程中两层胸膜间互相滑动的摩擦阻力很小；浆液分子的内聚力使两层胸膜互相贴附在一起，不易分开，所以肺可随胸廓的运动而运动。

（3）胸膜腔内的压力称为胸膜腔内压，可用直接法或间接法测定。

（二）肺通气的阻力

1. 弹性阻力和顺应性

（1）<u>弹性阻力</u> 弹性体对抗外力作用所引起的变形的力。

（2）<u>顺应性</u> 指弹性组织在外力作用下发生变形的难易程度。

（3）肺的弹性阻力和肺顺应性

①肺在被扩张时产生弹性回缩力，回缩力的方向与肺扩张的方向相反，因而是吸气的阻力，呼气的动力。

②肺的弹性阻力可用肺顺应性表示：

肺顺应性（C_L）= 肺容积的变化（ΔV）/跨肺压的变化（ΔP）（L/cmH_2O）。

a. 肺顺应性：测定肺顺应性时，一般采用分步吸气或分步呼气的方法，每步吸气和呼气后，在受试者屏气并保持气道通畅的情况下，测定肺容积和胸膜腔内压。

b. 肺总量对肺顺应性的影响：肺的总量较大，则其顺应性就较大；肺总量较小，则顺应性也较小。吸入相同容积的气体，在肺总量较大者，肺的扩张程度较小，因此肺的回缩力也较小，即弹性阻力小，仅需较小的跨肺压变化即可，故顺应性较大。

c. 肺弹性阻力的来源：肺的弹性阻力来自肺组织本身的弹性回缩力和肺泡内面的液体层与肺泡内气体之间的液 – 气界面的表面张力所产生的回缩力，两者均使肺具有回缩倾向，构成了肺扩张的弹性阻力。

d. 肺表面活性物质是复杂的脂蛋白混合物，主要成分是二棕榈酰卵磷脂（DPPC）和表面活性物质结合蛋白（SP），前者约占60%以上，后者约占10%。

（4）胸廓的弹性阻力和顺应性 胸廓的顺应性（C_{chw}）= 胸腔容积的变化（ΔV）/跨胸壁压的变化（ΔP）（L/cmH_2O）。

（5）肺和胸廓的总弹性阻力和顺应性　因为肺和胸廓呈串联排列，所以肺和胸廓的总弹性阻力是两者弹性阻力之和。

2. 非弹性阻力　非弹性阻力包括惯性阻力、黏滞阻力和气道阻力。

（1）惯性阻力　气流在发动、变速、换向时因气流和组织的惯性所产生的阻止肺通气的力。平静呼吸时，呼吸频率低、气流速度慢，惯性阻力小，可忽略不计。

（2）黏滞阻力　来自呼吸时组织相对位移所发生的摩擦，较小。

（3）气道阻力　来自气体流经呼吸道时气体分子间和气体分子与气道壁之间的摩擦，是非弹性阻力的主要成分，占80%～90%，随气体流速加快而增加，故为动态阻力。

三、肺通气功能的评价

（一）肺容积和肺容量

肺容积、肺容量以及肺通气量是反映进出肺的气体量的一些指标，除残气量和功能残气量外，其他气体量都可以用肺量计直接记录。

1. 肺容积　四种基本肺容积，全部相加后等于肺总量。

肺容积	特点
潮气量	①每次呼吸时吸入或呼出的气体量为潮气量（TV） ②正常成人平静呼吸时，潮气量为 400～600ml，一般以 500ml 计算。运动时，潮气量增大，最大可达肺活量大小
吸气量或吸气贮备量	①平静吸气末，再尽力吸气所能吸入的气体量为补吸气量（IRV） ②正常成人补吸气量为 1500～2000ml

肺容积	特点
补呼气量或呼气贮备量	①平静呼气末，再尽力呼气所能呼出的气体量为补呼气量（ERV） ②正常成人补呼气量为 900～1200ml
残气量	①最大呼气末尚存留于肺内不能再呼出的气体量为残气量（RV） ②正常成人残气量为 1000～1500ml ③支气管哮喘和肺气肿患者的残气量增加

2. 肺容量

（1）深吸气量（IC）　从平静呼气末做最大吸气时所能吸入的气体量为深吸气量。

（2）功能余气量（FRC）　平静呼气末尚存留于肺内的气体量，称为功能残气量。

（3）肺活量、用力肺活量和用力呼气量

①肺活量：尽力吸气后，从肺内所能呼出的最大气体量称为肺活量。

②用力肺活量（FVC）：是指一次最大吸气后，尽力尽快呼气所能呼出的最大气体量。

③用力呼气量（FEV）：过去称为时间肺活量，是指一次最大吸气后再尽力尽快呼气时，在一定时间内所能呼出的气体量，通常以第 1、2、3 秒末的 FEV 所占用力肺活量的百分数表示。

（4）肺总量（TLC）

①肺所能容纳的最大气体量称为肺总量。

②肺总量等于肺活量与残气量之和，其大小因性别、年龄、身材、运动情况和体位改变而异，成年男性平均约为 5000ml，女性约为 3500ml。

（二）肺通气量和肺泡通气量

1. 肺通气量

（1）肺通气量是指每分钟吸入或呼出的气体总量。

（2）等于潮气量乘以呼吸频率。

（3）正常成人平静呼吸时，呼吸频率为 12～18 次／分，潮气量为 500ml，则肺通气量为 6～9L/min。

2. 肺泡通气量

（1）由于无效腔的存在，每次吸入的新鲜空气不能都到达肺泡与血液进行气体交换。为了计算真正有效的气体交换量，应以肺泡通气量为准。

（2）肺泡通气量（alveolar ventilation）是每分钟吸入肺泡的新鲜空气量，等于潮气量和无效腔气量之差与呼吸频率的乘积。

（三）最大呼气流速 - 容积曲线

让受试者尽力吸气后，尽力尽快呼气至余气量，同步记录呼出的气量和流速，即可绘制成最大呼气流速随肺容积变化而变化的关系曲线，即最大呼气流速 - 容积曲线。

（四）气道反应性测定

又称支气管激发试验，是用以测定支气管对吸入刺激性物质产生收缩反应程度的一种试验。

（五）呼吸功

在一次呼吸过程中呼吸肌为实现肺通气所做的功，称为呼吸功。

第三节　肺换气和组织换气

一、气体交换的基本原则

（一）气体的扩散

1. 气体分子不停地进行着无定向的运动，其结果是气体分子从压力高处向压力低处发生净转移，这一过程称为气体扩散。

2. 肺换气和组织换气就是以扩散方式进行的。

3. 单位时间内气体扩散的容积为气体扩散速率（D），它受下列因素的影响：①气体的分压差；②气体的分子量和溶解度；③扩散面积和距离：气体扩散速率与扩散面积（A）成正比，与扩散距离（d）成反比；④温度：气体扩散速率与温度（T）成正比。

（二）呼吸气体和人体不同部位气体的分压

1. 呼吸气和肺泡气的成分和分压。

2. 血液气体和组织气体的分压。

二、肺换气

（一）肺换气过程

1. 混合静脉血流经肺毛细血管时，血液 PO_2 是 5.3kPa（40mmHg），比肺泡气的13.6kPa（102mmHg）低，肺泡气中的 O_2 便在分压差的作用下向血液净扩散，血液的 PO_2 逐渐上升，最后接近肺泡气的 PO_2。

2. 混合静脉血的 PCO_2 是 6.1kPa（46mmHg），肺泡气的 PCO_2 是 5.3kPa（40 mmHg），所以，CO_2 向相反的方向净扩散，即从血液到肺泡。

3. O_2 和 CO_2 在血液和肺泡间的扩散都极为迅速，不到 0.3 秒即可达到平衡。

4. 通常血液流经肺毛细血管的时间约为 0.7 秒，所以当血液流经肺毛细血管全长约 1/3 时，已经基本上完成肺换气过程。

（二）影响肺换气的因素

1. 呼吸膜的厚度

（1）肺泡气体通过呼吸膜（肺泡－毛细血管膜）与血液气

体进行交换。

（2）气体扩散速率与呼吸膜厚度成反比，呼吸膜越厚，单位时间内交换的气体量就越少。

2. 呼吸膜的面积

（1）气体扩散速率与扩散面积成正比。

（2）正常成人，两肺约有 3 亿个肺泡，总扩散面积达 $70m^2$。

（3）安静状态下，用于气体扩散的呼吸膜面积约 $40m^2$，因此有相当大的储备面积。

3. 通气/血流比值

（1）通气/血流比值（ventilation/perfusion ratio）是指每分钟肺泡通气量（$\dot{V}_A$）和每分钟肺血流量（$\dot{Q}$）之间的比值（$\dot{V}_A/\dot{Q}$）。

（2）正常成人安静时 $\dot{V}_A$ 约为 $4.2L/min$，$\dot{Q}$ 约为 $5L/min$，因此，$\dot{V}_A/\dot{Q}$ 约为 0.84。只有在适宜的 $\dot{V}_A/\dot{Q}$ 时才能实现适宜的肺换气。

（三）肺扩散容量

在单位分压差（1mmHg）的作用下，每分钟通过呼吸膜扩散的气体的毫升数称为肺扩散容量（D_L）。

三、组织换气

组织换气的机制和影响因素与肺换气相似，不同的是气体的交换发生于液相介质（血液、组织液、细胞内液）之间，而且扩散膜两侧 O_2 和 CO_2 的分压差随细胞内氧化代谢的强度和组织血流量而异。

（1）如果血流量不变，代谢增强，则组织液中的 PO_2 降低，PCO_2 升高。

（2）如果代谢率不变，血流量增大，则组织液中的 PO_2 升高，PCO_2 降低。

四、正常肺功能在维持机体酸碱平衡中的作用

（一）酸碱平衡与酸碱平衡紊乱

正常人每天酸碱的摄入量、体内代谢生成量与酸碱的排出量处于动态平衡状态。

1. 酸碱平衡 正常人动脉血的 pH 为 7.40 ± 0.05，静脉血的 pH 为 7.35 ± 0.05。波动范围窄，且保持相对恒定，机体这种自动维持体内酸碱相对稳定的过程，称为酸碱平衡。

2. 酸碱平衡紊乱 病理情况下，机体出现酸碱超负荷、严重不足或调解机制障碍，导致机体内环境稳态的破坏，形成酸碱平衡紊乱。

（二）肺在维持酸碱平衡中的作用

肺通过改变肺泡通气量来控制 CO_2 的排出量，调节血浆碳酸的浓度，通常将肺对挥发酸的调节称为酸碱平衡的呼吸性调节。

（三）血气分析

1. 血气分析在临床用于判断机体是否酸碱平衡失调以及缺氧和缺氧程度等。

2. 采血部位 肱动脉、股动脉、前臂动脉等动脉血。

3. 主要参数 正常 pH 为 7.35 ~ 7.45。< 7.35 为失代偿性酸中毒，> 7.45 为失代偿性碱中毒。

第四节 气体在血液中的运输

一、氧的运输

（一）Hb 的分子结构

1. 每一血红蛋白（Hb）分子由1个珠蛋白和 4 个血红素（又称亚铁原卟啉）组成。

2. 每个血红素又由 4 个吡咯基组成一个环，中心为一个 Fe^{2+}。

3. 每个珠蛋白有 4 条多肽链，每条多肽链与 1 个血红素相连接，构成 Hb 的单体或亚单位。

4. Hb 是由 4 个单体构成的四聚体。

5. 血红素的 Fe^{2+} 连接在多肽链的组氨酸残基上，这个组氨酸残基若被其他氨基酸取代，或其邻近的氨基酸有所改变，都会影响 Hb 的功能。

6. Hb 的 4 个亚单位之间和亚单位内部由盐键连接。

（二）Hb 与 O_2 结合的特征

1. 迅速而可逆

（1）当血液流经 PO_2 高的肺部时，Hb 与 O_2 结合，形成 HbO_2。

（2）当血液流经 PO_2 低的组织时，HbO_2 迅速解离，释放 O_2，成为 Hb。

2. 是氧合而非氧化 Fe^{2+} 与 O_2 结合后仍是二价铁，所以该反应是氧合，而不是氧化。

3. Hb 结合 O_2 的量 1 分子 Hb 可以结合 4 分子 O_2。

①100ml 血液中，Hb 所能结合的最大氧量称为 Hb 的氧容量。

②在 100ml 血液中，Hb 实际结合的氧量称为 Hb 的氧含量。

③Hb 氧含量与 Hb 氧容量的百分比为 Hb 的氧饱和度。

④Hb 氧容量、Hb 氧含量和 Hb 氧饱和度可分别视为血液氧容量、血液氧含量和血液氧饱和度。

⑤发绀：HbO_2 呈鲜红色，Hb 呈紫蓝色。当血液中去氧 Hb 含量达 5g/100ml（血液）以上时，皮肤、黏膜呈暗紫色，这种现象称为发绀。

4. 氧解离曲线呈 S 形 与 Hb 的变构效应有关。

（三）氧解离曲线

氧解离曲线表示血液 PO_2 与 Hb 氧饱和度关系的曲线，呈 S 形。其各段的特点及其功能意义如下。

氧解离曲线的分段	PO_2	坡度	功能意义
上段	60 ～ 100mmHg	较平坦	PO_2 变化大时，血氧饱和度变化小，以保证低氧分压时的高载氧能力
中段	40 ～ 60mmHg	较陡	PO_2 降低能促进大量氧离，血氧饱和度下降显著，以维持正常时组织的氧供
下段	15 ～ 40mmHg	更陡	PO_2 稍有下降，血氧饱和度就急剧下降，以维持活动时组织的氧供

（四）影响 O_2 运输的因素

P_{50}：指使 Hb 氧饱和度达到 50% 的 PO_2，正常约为 26.5mmHg，通常用 P_{50} 来表示 Hb 对 O_2 的亲和力。

1. 血液 pH 和 PCO_2 的影响

（1）血液 pH↓或 PCO_2↑时，Hb 对 O_2 的亲和力↓，P_{50}↑，曲线右移；而 pH↑或 PCO_2↓时，则 Hb 对 O_2 的亲和力↑，P_{50}↓，曲线左移。

（2）波尔效应

①血液酸度和 PCO_2 对 Hb 和 O_2 的亲和力的影响称为波尔效应。

②主要与 pH 改变时 Hb 的构象变化有关。它既可促进肺毛细血管血液的氧合，又有利于组织毛细血管血液释放氧。

2. 温度（T）的影响　T↑→氧离曲线右移。T↓→氧离曲线左移。

（1）T↑→H$^+$ 的活度↑→Hb 与氧亲和力↓→Hb 释放氧→Hb 构型变为 R 型→氧离曲线右移→氧离易。

（2）T↓→H$^+$ 的活度↓→Hb 与氧亲和力↑→Hb 结合氧→Hb 构型变为 T 型→氧离曲线左移→氧离难。

3. 红细胞内 2, 3 - 二磷酸甘油酸

（1）2, 3 - DPG↑→氧离曲线右移；2, 3 - DPG↓→氧离曲线左移。

（2）机制

①2, 3 - DPG 能与 Hb 结合形成盐键→Hb 构型变为 T 型。

②2, 3 - DPG→[H$^+$]↑→波尔效应。

4. CO　CO 可与 Hb 结合形成 HbCO，占据 Hb 的结合位点，严重影响血液对 O$_2$ 的运输能力。

5. 其他因素　Hb 与氧的结合还受其自身性质和含量的影响。

二、二氧化碳的运输

（一）二氧化碳的运输形式

1. 概述

（1）血液中物理溶解的 CO$_2$ 约占 CO$_2$ 总运输量的 5%，化学结合的占 95%。

（2）化学结合的形式主要是碳酸氢盐（约 88%）和氨基甲酰血红蛋白（约 7%）。

2. 碳酸氢盐

（1）溶解的 CO$_2$ 与水结合生成碳酸（H$_2$CO$_3$），H$_2$CO$_3$ 解离为 HCO$_3$$^-$ 和 H$^+$。

（2）该反应为可逆的，并且都需要碳酸酐酶。

（3）HCO_3^- 主要与血浆中的 Na^+ 结合，以 $NaHCO_3$ 的形式运输 CO_2，而 H^+ 则被血浆缓冲系统所缓冲，血液 pH 无明显变化。

3. 氨基甲酰血红蛋白（$HbCO_2$）

（1）进入红细胞的一部分 CO_2 可与 Hb 的氨基结合，生成 $HbCO_2$，这一反应无须酶的催化，而且迅速、可逆。

（2）调节这一反应的主要因素是氧合作用。

（3）氧合作用的调节的意义　虽然以氨基甲酰血红蛋白形式运输的 CO_2 仅约占 CO_2 总运输量的 7%，但在肺部排出的 CO_2 中却有 17.5% 是从氨基甲酰血红蛋白释放出来的。

（二）CO_2 解离曲线

1. CO_2 解离曲线是表示血液中 CO_2 含量与 PCO_2 关系的曲线。

2. 血液中 CO_2 的含量随 PCO_2 的升高而增加。

3. 与氧解离曲线不同，CO_2 解离曲线接近线性而不是呈 S 形，而且没有饱和点。

4. CO_2 解离曲线的纵坐标不用饱和度而用浓度表示。

5. 血液流经肺部时，每 100ml 血液释出 4ml CO_2。

（三）影响 CO_2 运输的因素

1. O_2 与 Hb 结合可促使 CO_2 释放，而去氧 Hb 则容易与 CO_2 结合，这一现象称为何尔登效应。

2. 在相同的 PCO_2 下，动脉血（HbO_2 多）携带的 CO_2 比静脉血少。

3. O_2 和 CO_2 的运输不是孤立进行的，而是相互影响的。CO_2 通过波尔效应影响 O_2 与 Hb 的结合和释放，O_2 又通过何尔登效应影响 CO_2 与 Hb 的结合和释放。

第五节 呼吸运动的调节

一、概述

呼吸运动是整个呼吸过程的基础，呼吸肌的节律性舒缩活动受到<u>中枢神经系统</u>的<u>自主性</u>和<u>随意性</u>双重控制。

二、呼吸中枢与呼吸节律的形成

（一）呼吸中枢

指在中枢神经系统内产生呼吸节律和调节呼吸运动的神经元细胞群。

1. 脊髓

（1）脊髓中有支配呼吸肌的运动神经元，它们<u>位于第3～5颈段（支配膈肌）和胸段（支配肋间肌和腹肌等）脊髓前角</u>。

（2）在延髓和脊髓之间切断后，呼吸运动就<u>停止</u>。

（3）<u>脊髓神经元只是联系高位脑和呼吸肌的中继站和整合某些呼吸反射的初级中枢</u>。

2. 低位脑干

（1）<u>低位脑干指脑桥和延髓</u>。

（2）在不同平面横断脑干，可使呼吸运动发生不同的变化。

①在动物中脑和脑桥之间横断脑干，呼吸节律无明显变化。

②在延髓和脊髓之间（D平面）横断，则呼吸运动<u>停止</u>。

③呼吸节律产生于低位脑干，即高位脑对节律性呼吸运动的产生不是必需的。

④在脑桥的上、中部之间（B平面）横断，呼吸将变慢变深。

⑤在脑桥和延髓之间（C平面）横断，不论迷走神经是否完整，长吸式呼吸都消失，出现喘息样呼吸，表现为不规则的呼吸节律。

⑥在脑桥中下部可能存在着能兴奋吸气活动的长吸中枢。

⑦延髓可独立地产生呼吸节律。

（3）在延髓，呼吸神经元主要集中分布在背内侧和腹外侧两个区域，两侧对称。

①背侧呼吸组（DRG）：背内侧区相当于孤束核腹外侧部，主要含吸气神经元。

②腹侧呼吸组（VRG）：平静呼吸时没有明显作用，机体代谢增强（如运动）时他们的活动使脊髓呼吸运动神经元兴奋，进而加强吸气并引起主动呼气，因而增加肺通气量；此外它们还可调节咽喉部辅助呼吸肌的活动，进而调节气道阻力。

③脑桥呼吸组（PRG）：相当于臂旁内侧核（NPBM）和相邻的 KF 核，合称为 PBKF 核群，为呼吸调整中枢所在部位，主要含呼气神经元，其作用是限制吸气，促使吸气向呼气转换。

3. 高位脑

（1）呼吸运动还受脑桥以上中枢部位的影响，如大脑皮层、边缘系统、下丘脑等。

（2）大脑皮层　大脑皮层可通过皮层脊髓束和皮层脑干束控制骨髓和低位脑干呼吸神经元的活动，以保证其他重要的呼吸相关活动的完成。

（二）呼吸节律的形成

呼吸节律形成的两个学说：起搏细胞学说和神经元网络学说。

三、呼吸的反射性调节

（一）化学感受性呼吸反射

1. 化学感受器　指其适宜刺激为 O_2、CO_2 和 H^+ 等化学物质的感受器。可分为外周化学感受器和中枢化学感受器。

（1）外周化学感受器

①概述：<u>颈动脉体和主动脉体</u>是调节呼吸和循环的重要的外周化学感受器。

②在动脉血 PO_2 降低、PCO_2 或 H^+ 浓度升高时外周化学感受器受到刺激，冲动分别沿窦神经（舌咽神经的分支，分布于颈动脉体）和迷走神经（分支分布于主动脉体）传入延髓孤束核，反射性引起呼吸加深加快和血液循环功能的变化。

（2）中枢化学感受器

①延髓：存在着一些不同于呼吸中枢但可影响呼吸活动的化学感受区，这些区域被称为中枢化学感受器，以别于外周化学感受器。

②中枢化学感受器：位于延髓腹外侧部的浅表部位，左右对称，可以分为头、中、尾三个区。头端和尾端区都有化学感受性；中间区不具有化学感受性，但局部阻滞或损伤中间区，可以使动物的通气量降低，并使头端、尾端区受刺激时的通气反应消失，中间区可能是头端区和尾端区传入冲动向脑干呼吸中枢投射的中继站。

2. CO_2、H^+ 和 O_2 对呼吸运动的调节

（1）CO_2 水平　PCO_2↑：↑1% 时→呼吸开始加深；↑4% 时→呼吸加深加快，肺通气量↑1 倍以上；↑6% 时→肺通气量可增大 6~7 倍；↑7% 以上→呼吸减弱 = CO_2 麻醉。PCO_2↓→呼吸减慢（过度通气后可发生呼吸暂停）。

（2）H^+ 浓度　$[H^+]$↑→呼吸加强；$[H^+]$↓→呼吸抑制；$[H^+]$↑↑→呼吸抑制。

①机制：类似 CO_2。

②特点：主要通过刺激外周化学感受器而引起的 $[H^+]$↑对呼吸的调节作用 < PCO_2↑；因为 $[H^+]$↑→呼吸↑→CO_2 排

出过多→PCO_2↓ →限制了对呼吸的加强作用→呼吸抑制甚至停止。

（3）O_2水平

①吸入气的 PO_2 降低时，肺泡气和动脉血的 PO_2 都随之降低，呼吸运动加深、加快，肺通气量增加。

②通常在动脉血 PO_2 下降到 80mmHg 以下时，肺通气量才出现可觉察到的增加。

③低氧对呼吸运动的刺激作用完全是通过外周化学感受器实现的。

④低氧对中枢的直接作用是抑制性的。

⑤低氧通过外周化学感受器对呼吸中枢的兴奋作用，可以对抗其对中枢的直接抑制作用。

⑥在严重低氧时，如果外周化学感受器的反射效应不足以克服低氧对中枢的直接抑制作用，将导致呼吸障碍。

3. CO_2、H^+ 和 O_2 在呼吸调节中的相互作用

（1）CO_2 对呼吸的刺激作用最强，而且比其单因素作用时更明显；H^+ 的作用次之；低氧的作用最弱。

（2）PCO_2 升高时，H^+ 浓度也随之升高，两者的作用发生总和，使肺通气反应比单纯 PCO_2 升高时更强。

（3）H^+ 浓度增加时，因肺通气增大使 CO_2 排出增加，导致 PCO_2 下降，H^+ 浓度也有所降低，因此可部分抵消 H^+ 的刺激作用，使肺通气量的增加比单因素 H^+ 浓度升高时小。

（4）PO_2 降低时，也因肺通气量增加，呼出较多的 CO_2，使 PCO_2 和 H^+ 浓度降低，从而减弱低氧的刺激作用。

（二）肺牵张反射

1. 肺扩张反射（黑-伯反射） 指肺扩张时抑制吸气活动的反射。

（1）过程　肺扩张→肺牵感器兴奋→迷走神经→延髓→兴奋吸气切断机制神经元→吸气转化为呼气。

（2）意义　①加速吸气和呼气的交替，使呼吸频率增加；②与呼吸调整中枢共同调节呼吸频率和深度。

（3）特征　①敏感性有种属差异；②正常成人平静呼吸时这种反射不明显，深呼吸时可能起作用；③病理情况下（肺充血、肺水肿等）肺顺应性降低时起重要作用。

2. 肺萎陷反射　肺萎陷反射是指在肺萎陷时增强吸气活动或促进呼气转换为吸气的反射。感受器位于气道平滑肌内，肺萎陷反射一般在较大程度的肺萎陷时才出现，所以它在平静呼吸时并不重要，但对防止呼气过深以及在肺不张等情况下可能起一定作用。

（三）防御性呼吸反射

1. 咳嗽反射

（1）咳嗽反射是常见的重要的防御性反射。

（2）它的感受器位于喉、气管和支气管的黏膜。

（3）大支气管以上部位的感受器对机械刺激敏感，二级支气管以下部位对化学刺激敏感。

（4）传入冲动经迷走神经传入延髓，触发咳嗽反射。

（5）剧烈咳嗽时，可因胸膜腔内压显著升高而阻碍静脉回流，使静脉压和脑脊液压升高。

2. 喷嚏反射　是类似于咳嗽的反射，不同的是刺激作用于鼻黏膜的感受器，传入神经是三叉神经，反射效应是腭垂下降，舌压向软腭，而不是声门关闭，呼出气主从鼻腔喷出，以清除鼻腔中的刺激物。

（四）呼吸肌本体感受性反射

小结速览

呼吸
{
　概述 {
　　1. 呼吸的概念
　　2. 呼吸的全过程：外呼吸、气体在血液中的运输、内呼吸

　肺通气 {
　　1. 肺通气的原理：原动力和直接动力、阻力
　　2. 肺通气功能的评价：肺容积、肺泡通气量、呼吸功等

　肺换气和组织换气 {
　　1. 气体交换的基本原则
　　2. 肺换气的过程、影响因素
　　3. 组织换气的过程、特点
　　4. 肺功能在维持机体酸碱平衡中的作用

　气体在血液中的运输 {
　　1. 氧的运输的运输形式、特点、影响因素
　　2. 二氧化碳的运输形式、特点、影响因素

　呼吸运动的调节 {
　　1. 呼吸中枢与呼吸节律的形成
　　2. 呼吸的反射性调节：化学感受器、肺牵张反射等
}

第六章　消化与吸收

● **重点**　吸收的部位和途经。
○ **难点**　胰液的分泌、胆汁的分泌和排出。
★ **考点**　胆汁的主要成分、作用。

第一节　消化生理概述

一、概述

1. 消化　食物在消化道内的加工、分解的过程。

2. 消化的方式

消化的方式	概念
机械消化	通过消化管的运动，将食物粉碎、搅拌和推进的过程
化学消化	通过消化腺分泌的消化酶将食物大分子分解成小分子的过程

3. 吸收　消化后的食物透过消化道黏膜进入血液或淋巴液的过程。

二、消化道平滑肌的特性

在整个消化道中，除口、咽、食管上段和肛门外括约肌的肌肉属骨骼肌外，其余的肌肉都是平滑肌。

（一）消化道平滑肌的一般生理特性

1. 兴奋性较低，收缩缓慢。

2. 具有自律性。

3. 具有紧张性。

4. 富有伸展性。

5. 对不同的刺激敏感性不同。

（二）消化道平滑肌的电生理特性

1. 静息电位　胃肠平滑肌细胞的静息电位为 $-50 \sim -60 \text{mV}$，其产生的机制主要是 K^+ 由膜内向膜外扩散和生电钠泵的活动。

2. 慢波电位

（1）许多胃肠平滑肌细胞的静息电位不稳定，表现为缓慢的起伏波动，即周期性地去极化和复极化，称为**慢波**，也称基本电节律，其波动范围为 $5 \sim 15 \text{mV}$。

（2）消化道不同部位平滑肌的慢波频率不同，人的慢波频率在胃约每分钟 3 次，在十二指肠约每分钟 12 次，回肠末端为 $8 \sim 9$ 次。慢波的幅度为 $10 \sim 15 \text{mV}$，持续时间由数秒至十几秒。

3. 动作电位

（1）当慢波去极化达阈电位水平（约 -40mV）时，便在慢波的基础上产生每秒 1 至 10 次的动作电位，较大频率的动作电位引起较强的平滑肌收缩。

（2）每一动作电位的持续时间约为 $10 \sim 20$ 毫秒，动作电位的去极化相主要是由慢钙通道开放，Ca^{2+}（以及少量 Na^+）内流造成的。

（3）内流的 Ca^{2+} 又可引起平滑肌收缩。复极化相是由于 K^+ 通道开放，K^+ 外流引起的。

三、消化腺的分泌功能

1. 消化腺包括存在于消化道黏膜的许多腺体和附属于消化道的唾液腺、胰腺和肝脏。

2. 每天分泌的消化液总量达 6~8L。

3. 消化液的主要成分是水、无机物和有机物，后者包括各种消化酶、黏液、抗体等。

4. 消化液的主要功能：①分解食物中的营养物质。②为各种消化酶提供适宜的 pH 环境。③稀释食物，使消化道内容物的渗透压与血浆渗透压接近，有利于营养物的吸收。④所含的黏液、抗体等有保护消化道黏膜的作用。

四、消化道的神经支配及其作用

（一）外来神经

1. 副交感神经　支配消化道的副交感神经纤维，除了支配口腔及咽部的少量纤维外，主要行走在迷走神经和盆神经中。副交感神经的节前纤维进入消化道壁后，主要与肌间神经丛和黏膜下神经丛的神经元形成突触，发出节后纤维支配消化道的腺细胞、上皮细胞和平滑肌细胞。

副交感神经的大部分节后纤维释放的递质是乙酰胆碱（ACh），通过激活 M 受体，促进消化道的运动和消化腺的分泌，但对消化道的括约肌则起抑制作用。

2. 交感神经　经支配消化道的交感神经节前纤维来自第 5 胸段至第 2 腰段脊髓侧角，在腹腔神经节和肠系膜神经节内换元后，节后纤维分布到胃、小肠和大肠各部。节后纤维末梢释放的递质为去甲肾上腺素。一般情况下，交感神经兴奋可抑制胃肠运动和分泌。

（二）内在神经丛

1. 消化道的内在神经是指消化管壁的<u>肌间神经丛</u>、<u>黏膜下神经丛</u>。

2. 两种神经丛含有运动神经元（支配平滑肌）、感觉神经元（感受消化道内的机械、化学和温度等刺激）以及中间神经元。

3. <u>黏膜下丛</u>主要参与消化道腺体和内分泌细胞的分泌，肠内物质的吸收以及对局部血流的控制；<u>肌间神经丛</u>主要参与对消化道运动的控制。

五、消化系统的内分泌功能

（一）APUD 细胞和胃肠激素

1. APUD 细胞　胃肠道从胃到大肠的黏膜层内存在 40 多种内分泌细胞，这些细胞都具有摄取胺的前体，进行脱羧而产生肽类或活性胺的能力，这类细胞称为 APUD 细胞。

消化道主要内分泌细胞的种类、分布和分泌物如下。

细胞名称	分泌物质	细胞所在部位
α 细胞	胰高血糖素	胰岛
β 细胞	胰岛素	胰岛
δ 细胞	生长抑素	胰岛、胃、小肠、大肠
G 细胞	促胃液素	胃窦、十二指肠
I 细胞	缩胆囊素	小肠上部
K 细胞	抑胃肽	小肠上部
Mo 细胞	胃动素	小肠
N 细胞	神经降压素	回肠

续表

细胞名称	分泌物质	细胞所在部位
PP 细胞	胰多肽	胰岛、胰腺外分泌部、胃、小肠、大肠
S 细胞	促胰液素	小肠上部

2. 胃肠激素

（1）定义　消化器官的功能除了受神经调节外，还受激素调节，这些激素是由存在于胃肠黏膜层、胰腺内的内分泌细胞和旁分泌细胞分泌，以及由胃肠壁的神经末梢释放的，统称为胃肠激素，由于这些激素几乎都是肽类，故又称之为胃肠肽。

（2）起生理性调节和循环激素作用的激素有 5 种，即促胃液素、缩胆囊素（CCK）、促胰液素、抑胃肽（GIP）及胃动素。五种主要胃肠激素的主要生理作用及引起释放的刺激物如下。

激素名称	主要生理作用	引起释放的刺激物
促胃液素	促进胃酸和胃蛋白酶原分泌，使胃窦和幽门括约肌收缩，延缓胃排空，存进胃肠运动和肠上皮生长	蛋白质消化产物、迷走神经递质、扩张胃
缩胆囊素	刺激胰液分泌和胆囊收缩，增强小肠和大肠运动，抑制胃排空，增强幽门括约肌收缩，松弛壶腹括约肌，促进胰腺外分泌部的生长	蛋白质消化产物、脂肪酸

续表

激素名称	主要生理作用	引起释放的刺激物
促胰液素	刺激胰液及胆汁中的 HCO_3^- 分泌，抑制胃酸分泌和胃肠运动，收缩幽门括约肌，抑制胃排空，促进胰腺外分泌部生长	盐酸、脂肪酸
抑胃肽	刺激胰岛素分泌，抑制胃酸和胃蛋白酶原分泌，抑制胃排空	葡萄糖、脂肪酸和氨基酸
胃动素	在消化间期刺激胃和小肠的运动	迷走神经、盐酸和脂肪

（二）脑-肠肽

在消化道和中枢神经系统内双重分布的肽类物质统称为脑-肠肽。

第二节　口腔内消化和吞咽

一、唾液的分泌

（一）唾液的性质和成分

1. 唾液是腮腺、颌下腺、舌下腺和小唾液腺分泌液的混合液，为无色无味接近于中性（pH 6.6～7.1）的黏稠液体，每天分泌量为 1～1.5L。

2. 唾液的成分约 99% 是水，其余为无机物、有机物和一些气体分子。

3. 唾液中的有机物主要有黏蛋白、唾液淀粉酶、舌脂酶、溶菌酶、免疫球蛋白 A（IgA）、乳铁蛋白、富含脯氨酸的蛋白质、激肽释放酶以及血型物质等。

（二）唾液的作用

1. 湿润口腔和食物，便于说话和吞咽。

2. 溶解食物并不断移走味蕾上的食物微粒，从而能不断尝到食物的味道。

3. 清洁和保护口腔。

4. 抗菌作用。

5. 消化作用。

6. 其他作用。

（三）唾液分泌的调节

1. 唾液分泌的调节完全是神经反射性的，包括<u>条件反射</u>和<u>非条件反射</u>。

（1）条件反射性分泌　在进食之前，食物的形状、颜色、气味和与进食有关的环境刺激，甚至对食物的联想所引起的唾液分泌。

（2）非条件反射性分泌　进食过程中，食物对口腔黏膜的机械、温度和化学刺激所引起的唾液分泌。

2. 唾液分泌的初级中枢是延髓的上涎核和下涎核，其高级中枢位于下丘脑及皮层的味觉与嗅觉感受区。支配唾液分泌的传出神经为副交感神经纤维（在第7、第9对脑神经中）和交感神经纤维，以前者的作用为主。

二、咀嚼

（一）咀嚼

1. 咀嚼是由咀嚼肌按一定会顺序收缩所组成的复杂的节律性动作。

2. 咀嚼肌（包括咬肌、颞肌、翼内肌、翼外肌等）属于骨骼肌，可做随意运动。

（二）咀嚼的主要作用

1. 磨碎、混合和润滑食物，使之易于吞咽；也可减少大块、粗糙食物对胃肠黏膜的机械性损伤。

2. 使食物与唾液淀粉酶接触，开始淀粉的化学性消化。

3. 反射性地引起胃、胰、肝和胆囊的活动，为食物的下一步消化过程做好准备。

三、吞咽

1. 吞咽是由一系列动作组成的复杂的反射活动，使食团从口腔进入胃内。

2. 根据食团经过的部位，可将吞咽过程分为三期。

部位	过程
口腔期	指食团从口腔进入咽的时期
咽期	指食团从咽部进入食管上端的时期
食管期	指食团由食管上端经贲门进入胃的时期

第三节　胃内消化

一、概述

1. 胃有储存和消化食物两方面的功能。

2. 食物在胃内经过机械性和化学性消化，形成食糜，然后被逐渐排送入十二指肠。

二、胃液的分泌

（一）概述

胃黏膜中有三种外分泌腺。

腺体	作用
贲门腺	为黏液腺，位于胃与食管连接处宽 1~4cm 的环状区
泌酸腺	为混合腺，存在于胃底的大部分及胃体的全部，包括壁细胞、主细胞和颈黏液细胞
幽门腺	分泌碱性黏液，分布于幽门部

（二）胃液的性质、成分和作用

1. 概述

（1）纯净的胃液是无色酸性液体，pH 为 0.9~1.5，正常成人每日分泌量为 1.5~2.5L。

（2）胃液的成分除水分外，主要有盐酸、胃蛋白酶原、黏液、HCO_3^- 和内因子。

2. 盐酸

（1）盐酸分泌机制　壁细胞主动分泌，形式：游离酸 110~135mmol/L。结合酸：15~30mmol/L。总酸：125~165mmol/L。基础排酸量：空腹时，正常人 0~5mmol/h。

（2）盐酸的作用

①激活胃蛋白酶原，提供胃蛋白酶适宜环境。

②使蛋白质变性，利于蛋白质的水解。

③促进胰液、胆汁和小肠液的分泌。

④有助于小肠对铁和钙的吸收。

⑤抑制和杀死细菌。

3. 胃蛋白酶原

（1）来源　主细胞分泌（主要）。

（2）作用　胃蛋白酶原→胃蛋白酶→水解蛋白激活。

（3）特点

①最适 pH 为 2.0，pH >6.0 则失活。

②对蛋白消化并非必需。

③安静时：少量、恒定的速率分泌。刺激时：大量、迅速分泌。

4. 内因子

（1）由壁细胞分泌的一种糖蛋白，它能与食物中的维生素 B_{12} 结合，形成复合物而使 B_{12} 易于被回肠主动吸收。

（2）胃切除者必须由胃肠外补充维生素 B_{12}。

5. 黏液和碳酸氢盐

（1）概述

①来源：黏液由表面上皮细胞、贲门腺和幽门腺细胞、泌酸区的黏液颈细胞分泌；HCO_3^- 主要由非泌酸细胞分泌，少量由组织间液渗入胃内。

②成分：黏液主要成分为糖蛋白，具有较高的黏滞性和形成凝胶的特性。

③作用：形成胃黏液 HCO_3^- 屏障，保护胃黏膜。

（2）黏液－碳酸氢盐屏障

①进入胃内的 HCO_3^- 并非直接进入胃液中，而是与胃黏膜表面的黏液联合形成一个抗胃黏膜损伤的屏障。

②可以有效地保护胃黏膜免受胃内盐酸和胃蛋白酶的损伤。

（三）胃和十二指肠黏膜的细胞保护作用

1. 定义　胃和十二指肠能合成和释放某些具有防止或减轻各种有害刺激对细胞损伤和致死的物质。

2. 胃和十二指肠黏膜的细胞保护作用　胃和十二指肠黏膜和肌层中含有高浓度的前列腺素（如 PGE_2 和 PGI_2）和表皮生长因子（EGF），它们能抑制胃酸和胃蛋白酶原的分泌，刺激黏液和碳酸氢盐的分泌，使胃黏膜的微血管扩张，增加黏膜的血流量，有助于胃黏膜的修复和维持其完整性，因而能够有效地抵抗强酸、强碱、乙醇和胃蛋白酶等对消化道黏膜的损伤。

（四）消化期的胃液分泌

分类	物质
刺激胃液分泌的内源性物质	乙酰胆碱、促胃液素、组胺、其他（Ca^{2+}、低血糖、咖啡因和乙醇等）
抑制胃酸分泌的内源性物质	生长抑素、前列腺素、上皮生长因子

消化期胃液分泌的调节，可按食物及有关感受器的所在部位分为以下三期。

1. 头期胃液分泌（30%） 条件与非条件反射：迷走神经为共同传出神经，其末梢递质 ACh 引起胃腺分泌。迷走－胃泌素：迷走神经的末梢递质 GRP（胃泌素释放肽）引起胃窦部 G 细胞分泌胃泌素分泌量、酸度和消化力（胃蛋白酶量）都很高。分泌量与食欲、精神因素有关。

2. 胃期胃液分泌（60%） 扩张胃体和胃底→迷走－迷走长反射和壁内神经丛短反射→胃腺分泌。扩张胃窦部→壁内神经丛短反射→G 细胞释放胃泌素；或迷走－迷走长反射→胃腺分泌。

食物的化学成分→G 细胞释放胃泌素分泌量和酸度很高。消化力（胃蛋白酶量）<头期。

3. 肠期胃液分泌（10%） 与胃期相似，即机械、化学刺激两方面发挥作用，但以体液调节为主。

（五）调节胃液分泌的神经和体液因素

1. 促进胃液分泌的主要因素

（1）迷走神经。

（2）组胺。

（3）促胃液素。

2. 抑制胃液分泌的主要因素

（1）盐酸 胃窦内 pH 降到 1.2～1.5，抑制 G 细胞分泌胃泌素和刺激 δ 细胞分泌生长抑素。十二指肠 pH≤2.5，迷走－迷走反射、局部神经丛反射，并刺激球部黏膜分泌胰泌素和球抑胃素。

（2）脂肪 脂肪及其消化产物刺激小肠黏膜→肠抑胃素→抑制胃液分泌。

（3）高张溶液 激活小肠内渗透压感受器→肠－胃反射→抑制胃液分泌。刺激小肠黏膜→"肠抑胃素"→抑制胃液分泌。

3. 影响胃液分泌的其他因素 缩胆囊素、血管活性肠肽、铃蟾素、Valosin、生长抑素、表皮生长因子和抑胃肽。

三、胃的运动

（一）胃的运动形式

1. 紧张性收缩 胃壁平滑肌经常处于一定程度的缓慢持续收缩状态，称为紧张性收缩。这种运动能保持胃的形状和位置，防止胃下垂。

2. 容受性舒张 吞咽食物时，食团刺激咽和食管等处的感受器，可反射性地引起头区的平滑肌紧张性降低和舒张。

3. 蠕动 从胃的中部开始，每分钟约发生 3 次，每次蠕动约需 1 分钟到达幽门。

（二）胃排空及其控制

1. 胃排空 食物由胃排入十二指肠的过程称为胃排空。

2. 胃排空的控制

（1）胃内因素促进胃排空 食物对胃的扩张刺激可通过迷走－迷走反射和壁内神经丛局部反应引起胃运动的加强，促进胃排空。

（2）十二指肠内因素抑制胃排空 肠胃反射；肠抑胃素

（胰泌素、抑胃肽等）。

（三）消化间期胃的运动

1. 移行性复合运动　胃在空腹状态下除存在紧张性收缩外，也出现以间歇性强力收缩伴有较长时间的静息期为特点的周期性运动。

2. 运动方式　始于<u>胃体上部，向肠道方向传播</u>。

（四）呕吐

1. 定义　呕吐是机体将胃内容物，有时有肠内容物从口腔强力驱出的动作，是一个复杂的反射过程。

2. 机制

①胃和小肠被扩张，肠、胆总管、泌尿生殖道的机械和化学刺激，咽部的触觉刺激等，可通过交感和副交感传入纤维引起呕吐。

②前庭器官受刺激引起的呕吐，其传入冲动经前庭神经传入，而颅内压增高则可直接作用于呕吐中枢。

③到达呕吐中枢的冲动还可来自间脑和大脑皮层，例如有些视觉、嗅觉刺激也能引起呕吐。

第四节　小肠内消化

一、概述

1. 食糜由胃进入十二指肠，开始小肠内的消化。

2. 小肠内消化是整个消化过程中最重要的阶段。

二、胰液的分泌

（一）胰液的性质、成分和作用

1. 概述

（1）性质为无色，pH7.8～8.4，碱性液体。

（2）分泌量是每日 1 ~ 2L。成分有水，有机物和无机物（Na^+、Cl^-、K^+、HCO_3^-等）。

（3）胰腺具有内分泌和外分泌两种功能。胰液是由胰腺的腺泡细胞及小导管细胞分泌的。

2. 胰淀粉酶 水解淀粉为麦芽糖和葡萄糖，对生、熟淀粉都能水解，效率高、速度快。

3. 胰脂肪酶 消化脂肪的主要消化酶，必须在胰腺分泌的辅脂酶的协同作用下才能发挥作用，胆盐抑制其活性。

4. 胰蛋白酶和糜蛋白酶 由腺细胞分泌，刚分泌出来是无活性的酶原。

（二）胰液分泌的调节

胰液的分泌受神经和体液的调节，以体液调节为主。

1. 神经调节 以条件以及非条件反射的方式引起胰液分泌。反射的传出神经主要是迷走神经。迷走神经释放 ACh，直接作用于胰腺，也可通过促胃液素的释放，间接引起胰液分泌。

2. 体液调节

（1）促胰液素

①食糜中的 HCl 可刺激小肠黏膜中的 S 细胞分泌促胰液素。

②引起促胰液素释放的 pH 在 4.5 以下，当 pH 降至 3.0 时，可引起促胰液素大量释放。

③高浓度的长链脂肪酸也能引起促胰液素释放。

④促胰液素通过血液循环，作用于胰腺导管上皮细胞，引起水多、富含碳酸氢盐的胰液分泌，从而可中和进入十二指肠的 HCl，保护小肠黏膜不被 HCl 侵蚀，并给胰酶作用提供适宜的 pH 环境。

⑤胰液中的 HCO_3^- 和肠内的 HCl 发生作用，生成 H_2CO_3，H_2CO_3迅速分解，生成 H_2O 和 CO_2，进入血液循环。

（2）缩胆囊素

①食糜中的蛋白质消化产物（胨、胨、肽、氨基酸）以及脂肪分解产物（脂肪酸、甘油一酯）可刺激十二指肠及上段小肠黏膜的 I 细胞释放缩胆囊素，后者通过血液循环作用于胰腺的腺泡细胞，使胰腺分泌含酶多的胰液，此作用和迷走神经的作用类似，但作用更强。

②上述消化产物还可作用于十二指肠黏膜，通过迷走 - 迷走反射引起胰液分泌。

③缩胆囊素可加强促胰液素对胰腺导管的作用，促胰液素也可加强缩胆囊素对胰腺腺泡细胞的作用。

三、胆汁的分泌和排出

（一）胆汁的性质、成分和作用

1. 胆汁的性质、成分

（1）性质　刚分泌的透明澄清，金黄色，偏碱性，固体成分较少；储存的胆汁颜色变深，呈弱酸性，固体成分较多。成人每日分泌胆汁：800～1000ml。

（2）成分　水，有机物（胆盐、胆固醇、胆色素、磷脂等），无机物（Na^+、Cl^-、K^+、HCO_3^- 等）。肝细胞持续生成和分泌胆汁，胆汁进入肝内的胆小管，后者汇入较大的胆管，最后经由肝管出肝。

2. 胆汁的作用

（1）促进脂肪的消化。

（2）促进脂肪和脂溶性维生素的吸收。

（3）中和胃酸及促进胆汁自身分泌。

（二）胆汁的分泌和排除的调节

1. 神经调节　进食动作或食物对胃、小肠黏膜的刺激均可通过神经反射引起肝胆汁分泌少量增加，胆囊收缩轻度增强。反射的传出途径是迷走神经，迷走神经释放 ACh，直接作用于肝细胞和胆囊，增加胆汁分泌和引起胆囊收缩。

2. 体液调节

（1）促胃液素　通过血液循环作用于肝细胞引起肝胆汁分泌，也可引起盐酸分泌，由盐酸作用于十二指肠黏膜，使之释放促胰液素，进而促进胆汁分泌。

（2）促胰液素　促进胰液分泌，对肝胆汁分泌也有一定促进作用。

（3）缩胆囊素　通过血液循环作用于胆囊平滑肌和壶腹部括约肌，引起胆囊收缩，壶腹部括约肌舒张，促进胆汁排出。

（4）胆盐　促脂肪消化、促脂溶性维生素吸收、促脂肪吸收、促胆汁的自身分泌。

（三）胆囊的功能

1. 储存和浓缩胆汁。

2. 调节胆管内压和排出胆汁。

四、小肠液的分泌

小肠内有两种腺体，即位于十二指肠黏膜下层的十二指肠腺（勃氏腺）和分布于整个小肠黏膜层的小肠腺（李氏腺）。

（一）小肠液的性质、成分和作用

1. 性质　弱碱性液体，pH 约为 7.6，渗透压与血浆相等。成人每日分泌量为 1～3L。

2. 成分　在小肠黏膜上皮细胞表面，特别是绒毛的上皮细胞表面含有各种消化酶，如分解小肽的肽酶，分解中性脂肪的脂肪酶和 4 种分解二糖的酶，即蔗糖酶、麦芽糖酶、异麦芽糖酶和乳糖酶。

3. 作用 上皮细胞表面的消化酶可随脱落的细胞进入肠腔内，但对小肠内的消化不起作用。

（二）小肠液分泌的调节

1. 小肠液的分泌是经常性的，不同情况下分泌的速率变化很大。

2. 食糜对肠黏膜局部的机械性和化学性刺激通过肠壁内神经丛引起局部反射，<u>这是调节小肠分泌的主要机制</u>。

3. 小肠黏膜对肠壁的扩张刺激很敏感，小肠内食糜量越多，小肠液的分泌就越多。

4. 迷走神经兴奋可引起十二指肠腺分泌增加；交感神经兴奋则抑制十二指肠腺的分泌。

5. 长期交感神经兴奋可削弱十二指肠上部（球部）的保护机制，这可能是导致该部位发生溃疡的一个原因。

五、小肠的运动

（一）小肠的运动的形式

1. 紧张性收缩 紧张性收缩是小肠进行其他运动的基础，并使小肠保持一定的形状和位置。

2. 分节运动

（1）当小肠被食糜充盈时，肠壁的牵张刺激可引起该段肠管一定间隔距离的环行肌同时收缩，将小肠分成许多邻接的小节段；随后，原来收缩的部位发生舒张，而原来舒张的部位发生收缩。

（2）分节运动的主要作用是使食糜与消化液充分混合，使食糜与肠壁紧密接触，有利于消化和吸收，但并不明显地推进食糜。

3. 蠕动

（1）蠕动可发生于小肠的任何部位，但小肠蠕动波的传播速度较慢，每秒钟仅 0.5～2cm。

（2）蠕动波在小肠上段传播较快，在小肠下段较慢。通常传播 3～5cm 便消失，极少超过 10cm。

（3）虽然在正常情况下小肠的蠕动很弱，但当肠黏膜受到强烈刺激时，如肠梗阻或肠道感染，可引起一种强烈的快速蠕动，称为蠕动冲。

（4）发生蠕动冲时，可在数分钟之内把食糜从小肠上段推送到结肠，从而可迅速清除食糜中的有害刺激物或解除肠管的过度扩张。

（二）小肠运动的调节

1. 肌间神经丛的作用。

2. 外来神经的作用。

3. 体液因素的作用。

（三）回盲括约肌的功能

1. 回肠末端与盲肠交界处的环形肌明星加厚，称为回盲括约肌。

2. 主要功能是阻止结肠内容物反流入小肠，还可防止小肠内容物过快地进入大肠，有利于小肠内容物的完全消化与吸收。

第五节　肝脏的消化功能和
其他生理作用

肝脏是人体内最大的消化腺，也是体内新陈代谢的中心站。

一、肝脏的功能特点

（一）肝脏的血液供应

其血液有门静脉和肝动脉两个来源，<u>两种血液在窦状隙内混合。</u>门静脉收集腹腔内脏的血液，内含从消化道吸收入血的丰富的营养物质，它们在肝内被加工、储存或转运。

（二）肝脏的代谢特点

1. 肝脏的主要功能 <u>糖的分解和糖原合成、蛋白质及脂肪的分解与合成、维生素及激素的代谢等。</u>

2. 肝细胞内的酶类

（1）肝内和肝外组织中均有的酶类，如磷酸化酶、碱性磷酸酶、组织蛋白酶、转氨酶、核酸酶和胆碱酯酶。

（2）仅存在于肝内的酶，如组氨酸酶、山梨醇脱氢酶、精氨酸酶、鸟氨酸氨基甲酰转移酶。

二、肝脏的主要生理功能

肝脏具有分泌胆汁、吞噬和防御功能、制造凝血因子、调节血容量及电解质平衡、产生热量等功能。

（一）肝脏分泌胆汁的功能

肝脏合成的胆汁酸是<u>一个具有反馈控制的连续过程</u>，合成的量取决于胆汁酸在肠–肝循环中返回肝脏的量。肝脏能不断生成胆汁酸和分泌胆汁，胆汁在消化过程中可促进脂肪在小肠内的消化和吸收。

（二）肝脏在物质代谢中的功能

1. 肝与糖的代谢 单糖经小肠黏膜吸收后，由门静脉到达肝脏，在肝内转变为肝糖原而储存。

2. 肝与蛋白质代谢 由消化道吸收的氨基酸在肝脏内进行

蛋白质合成、脱氨、转氨等作用，合成的蛋白质进入循环血液供全身器官组织之需要。

3. 肝与脂肪代谢　肝脏是脂肪运输的枢纽。消化吸收后的一部分脂肪进入肝脏，以后再转变为体脂而储存。

4. 维生素代谢　肝脏可储存脂溶性维生素。

5. 激素代谢　正常情况下血液中各种激素都保持一定含量，多余的则经肝脏处理而被灭活。

（三）肝脏的解毒功能

1. 化学作用　如氧化、还原、分解、结合和脱氧作用。

2. 分泌作用　一些重金属如汞以及来自肠道的细菌，可随胆汁分泌排除。

3. 蓄积作用　某些生物碱如士的宁、吗啡等可蓄积于肝脏，然后肝脏逐渐少量释放这些物质，以减少中毒过程。

4. 吞噬作用　如果肝脏受损，人体易中毒或感染，肝细胞中含有大量的库普弗细胞，有很强的吞噬能力，能起吞噬病菌而保护肝脏的作用。

（四）肝脏的防御和免疫功能

肝脏是最大的网状内皮细胞吞噬系统。肝静脉窦内皮层含有库普弗细胞能吞噬血液中的异物、细菌、染料及其他颗粒物质。

（五）肝脏的其他功能

肝脏具有调节循环血量、合成多种凝血因子、产生热量等功能。

三、肝脏功能的储备及肝脏的再生

肝脏具有巨大的功能储备。肝脏在部分被切除后能迅速再生，并在达到原有大小时便停止再生，其机制尚不明确。

第六节 大肠的功能

一、概述

1. 人类的大肠没有重要的消化功能，其主要功能是吸收水分、无机盐及由大肠内细菌合成的维生素 B、维生素 K 等物质，储存未消化和不消化的食物残渣并形成粪便。

2. 食物摄入后直至其消化残渣大部分被排出体外，约需 72 小时。

二、大肠液的分泌

1. 大肠液是由在肠黏膜表面的<u>柱状上皮细胞及杯状细胞分泌的</u>。

2. 大肠的分泌物富含黏液和 HCO_3^-，其 pH 为 8.3 ~ 8.4。

3. <u>大肠液的主要作用在于其中的黏液蛋白，它能保护肠黏膜和润滑粪便</u>。

三、大肠的运动和排便

（一）大肠的运动形式

1. 袋状往返运动

（1）由环形肌无规律地收缩引起，它使结肠出现一串结肠袋，结肠内压力升高，结肠袋内容物向前、后两个方向作短距离的位移，但并不向前推进。

（2）这种形式的运动有利于大肠对水和无机盐的吸收。

2. 分节推动和多袋推进运动

（1）<u>分节推动运动</u> 是指环形肌有规律的收缩，将一个结肠袋内容物推进到邻近肠段，收缩结束后，肠内容物不返回原处。

（2）<u>多袋推进运动</u> 如果一段结肠上同时发生多个结肠袋

的收缩，并且其内容物被推移到下一段，称为多袋推进运动。

3. 蠕动

（1）由一些稳定向前的收缩波所组成。

（2）大肠还有一种行进很快、向前推进距离很长的强烈蠕动，称为集团蠕动，它可将肠内容物从横结肠推至乙状结肠或降结肠。

（二）排便

1. 粪便的形成　食物残渣在大肠内停留时，一部分水被吸收，同时经过大肠内细菌的发酵与腐败作用以及大肠黏液的黏结作用，形成粪便。

2. 排便反射

（1）排便是受意识控制的脊髓反射。

（2）正常人的直肠内通常没有粪便。当肠蠕动将粪便推入直肠时，可扩张刺激直肠壁内的感受器，冲动沿盆神经和腹下神经传至腰、骶段脊髓的初级排便中枢，同时上传到大脑皮层引起便意。若条件许可，即可发生排便反射。

（三）大肠内细菌的活动

1. 大肠内有大量细菌，它们来自空气和食物。

2. 大肠内的细菌种类繁多，包括厌氧菌（如产气荚膜梭菌和脆弱类杆菌）和需氧菌，如产气肠杆菌。

（四）食物中纤维素对肠功能的影响

1. 多糖纤维能与水结合而形成凝胶，可限制水的吸收，增加粪便的体积，有利于粪便的排出。

2. 纤维素能刺激肠运动，缩短粪便在大肠内停留的时间，以减少有害物质对胃肠和整个机体的毒害作用。

3. 纤维素可降低食物中热量的比例，减少含高能量物质的摄取，有助于纠正不正常的肥胖。

第七节　吸收

一、吸收的部位和途径

（一）吸收的部位

1. 在口腔内，没有营养物质被吸收。

2. 胃的吸收能力也很差，因为胃黏膜无绒毛，且上皮细胞之间连接紧密，仅吸收少量的高度脂溶性的物质如乙醇及某些药物，如阿司匹林等。

3. 小肠吸收的物质种类多、量大，是吸收的主要部位。大肠能吸收水和无机盐。

4. 小肠有许多吸收的有利条件
①在小肠内，糖类、蛋白质、脂类已消化为可吸收的物质。
②小肠的吸收面积大。
③小肠黏膜的结构特殊，有利于吸收。
④食物在小肠内停留的时间较长，能被充分吸收。

（二）吸收的途径

1. 跨细胞途径　通过绒毛柱状上皮细胞的顶端膜进入细胞，再通过细胞基底侧膜进入血液或淋巴。

2. 细胞旁途经　通过相邻上皮细胞之间的紧密连接进入细胞间隙，然后转入血液或淋巴。

二、小肠内主要物质的吸收

（一）水的吸收

1. 水的吸收都是跟随溶质分子的吸收而被动吸收的，各种溶质，特别是 NaCl 的主动吸收所产生的渗透压梯度是水吸收的主要动力。

2. 水是通过渗透方式被吸收的，即由于肠内营养物质及电解质的吸收，造成肠内容物低渗，从而促进水从肠腔经跨细胞途径和细胞旁途径转入血液。

（二）无机盐的吸收

1. 钠的吸收 肠上皮细胞底-侧膜上存在着钠泵，使 Na^+ 顺电-化学梯度而主动转运。肠腔中 95%~99% 的 Na^+ 为主动吸收。

吸收方式：① Na^+ 有机溶质同向转运；② Na^+-Cl^- 同向转运；③ Na^+-H^+ 与 Na^+-K^+ 逆向交换；④经水相通道被动扩散。

2. 铁的吸收

（1）吸收部位 小肠上段。

（2）吸收量 每日约 1mg，其吸收量与机体对铁的需要量有关。

（3）吸收机制 为主动吸收。

3. 钙的吸收

（1）吸收的部位 小肠，尤其是十二指肠。

（2）吸收的状态 可溶性钙。

（3）吸收的机制 主动转运过程。

（4）吸收的影响因素

①维生素 D、脂肪酸、酸性环境促进钙的吸收。

②凡与钙结合而形成沉淀的盐，不能被吸收。

③钙吸收的量受机体需要的影响。

4. 负离子的吸收 在小肠内吸收的负离子主要是 Cl^- 和 HCO_3^-。

（三）糖的吸收

食物中的糖类一般需被分解为单糖后才能被小肠上皮细胞吸收。

（四）蛋白质的吸收

1. 蛋白质分解产物，包括二肽、三肽以及氨基酸的吸收类似葡萄糖、半乳糖的吸收，即通过继发性主动转运而被吸收。

2. 进入细胞的氨基酸以及少量未水解的二肽、三肽，经过基底侧膜上的氨基酸或肽转运体以易化扩散的方式进入细胞间液，然后进入血液。少数氨基酸的吸收不依赖于 Na^+，可通过易化扩散的方式进入肠上皮细胞。

（五）脂类的吸收

1. 脂类的消化产物，包括甘油一酯、游离脂肪酸、胆固醇、溶血卵磷脂，以混合微胶粒的形式存在于肠腔内。

2. 脂类消化产物顺浓度梯度扩散入细胞，胆盐则留在肠腔内，形成新的混合微胶粒，反复转运脂类消化产物，最后在回肠被吸收。

（六）胆固醇的吸收

正常情况下，小肠中的胆固醇易于被吸收，但植物固醇难吸收，不吸收的植物固醇，如大豆中的固醇，可降低胆固醇的吸收。

（七）维生素的吸收

1. 大多数维生素在小肠上段吸收，但维生素 B_{12} 需先与内因子结合成复合物后再回到回肠被吸收。

2. 大多数水溶性维生素，是通过依赖于 Na^+ 的同向转运体被吸收的。

三、大肠的吸收功能

1. 每日有 1000～1500ml 小肠内容物进入大肠，其中的水和电解质大部分被吸收，仅约 150ml 的水和少量 Na^+ 与 Cl^- 随粪便排出。

2. 大肠黏膜具有高度主动吸收 Na^+ 的能力，Na^+ 的主动吸收导致 Cl^- 的被动同向转运。

小结速览

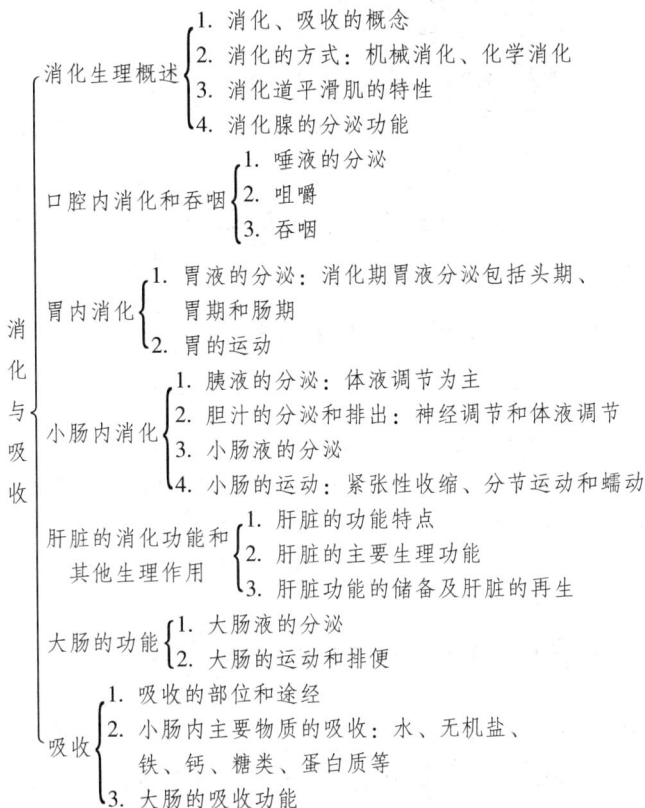

消化与吸收
- 消化生理概述
  - 1. 消化、吸收的概念
  - 2. 消化的方式：机械消化、化学消化
  - 3. 消化道平滑肌的特性
  - 4. 消化腺的分泌功能
- 口腔内消化和吞咽
  - 1. 唾液的分泌
  - 2. 咀嚼
  - 3. 吞咽
- 胃内消化
  - 1. 胃液的分泌：消化期胃液分泌包括头期、胃期和肠期
  - 2. 胃的运动
- 小肠内消化
  - 1. 胰液的分泌：体液调节为主
  - 2. 胆汁的分泌和排出：神经调节和体液调节
  - 3. 小肠液的分泌
  - 4. 小肠的运动：紧张性收缩、分节运动和蠕动
- 肝脏的消化功能和其他生理作用
  - 1. 肝脏的功能特点
  - 2. 肝脏的主要生理功能
  - 3. 肝脏功能的储备及肝脏的再生
- 大肠的功能
  - 1. 大肠液的分泌
  - 2. 大肠的运动和排便
- 吸收
  - 1. 吸收的部位和途径
  - 2. 小肠内主要物质的吸收：水、无机盐、铁、钙、糖类、蛋白质等
  - 3. 大肠的吸收功能

第七章　能量代谢与体温

● **重点**　能量的来源。
○ **难点**　体温的调节。
★ **考点**　影响能量代谢的因素、基础代谢率。

第一节　能量代谢

一、机体能量的来源与利用

（一）能量的来源

1. 可利用的能量形式

（1）腺苷三磷酸（ATP）的合成与分解是体内能量转化和利用的关键环节。

（2）体内含有高能磷酸键的分子，除 ATP 外，还有磷酸肌酸（CP）等。

2. 三大营养物质代谢过程中的能量转化

（1）糖　人体所需要的能量大部分是由糖类物质的氧化分解提供的；食物中的糖经过消化、吸收，在循环血液中最主要的糖是葡萄糖；体内的糖代谢主要是葡萄糖的代谢。

（2）脂肪　主要功能是储存和供给能量，一般情况下机体所消耗的能量有 30%～50% 来自脂肪。

（3）蛋白质　基本组成单位是氨基酸；不论是由肠道吸收

的氨基酸，还是由机体自身蛋白质分解所产生的氨基酸，都主要用于重新合成蛋白质，作为细胞的成分以实现组织的自我更新，或用于合成酶、激素等生物活性物质；而为机体提供能量，则是氨基酸的次要功能；只有在某些特殊情况下，如长期不能进食或体力极度消耗时，机体才会依靠由组织蛋白质分解所产生的氨基酸供能，以维持基本的生理功能。

（二）能量的利用

各种能源物质在体内氧化过程中释放能量，其中 50% 以上直接转化为热能，其余部分则以化学能的形式储存于 ATP 等高等化合物的高能磷酸键中，供机体完成各种生理功能活动时使用。

（三）能量平衡

人体的能力平衡是指摄入的能量与消耗的能量之间的平衡。

二、能量代谢的测定

（一）能量代谢的测定原理

能量代谢率是指机体在单位时间内的能量代谢量，是评价机体能量代谢水平的常用指标。

（二）能量代谢的测定方法

1. 直接测热法　是将被测者置于一特殊的检测环境中，收集被测者在一定时间内发散的总热量，然后换算成单位时间的代谢量，即能量代谢率。直接测热的装置较为复杂，主要用于研究肥胖和内分泌系统障碍等。

2. 间接测热法　根据的原理是化学反应中反应物的量与产物之间呈一定的比例关系，即定比定律。

三、影响能量代谢的主要因素

（一）整体水平影响能量代谢的主要因素

1. 肌肉活动　肌肉活动对于能量代谢的影响最为显著。机体耗氧量的增加同肌肉活动的强度呈正比关系。

2. 精神活动　在安静状态下，每 100g 脑组织的耗氧量为 3～3.5ml/min（氧化的葡萄糖量为 4.5mg/min），此值将近安静肌肉组织耗氧量的 20 倍。

3. 食物特殊动力作用　人体在进食之后一段时间内，虽然机体处于安静状态，但机体的产热量却比进食前增加。

4. 环境温度　人体安静时的能量代谢以在 20～30℃ 之间的环境温度下最为稳定。

（二）调控能量代谢的神经和体液因素

1. 下丘脑对摄食行为的调控。

2. 激素对能量代谢过程的调控。

四、基础代谢

基础代谢是指基础状态下的能量代谢。基础代谢率（BMR）则是指机体在基础状态下单位时间内的能量消耗量。所谓基础状态是指人体处于清醒、安静、不受肌肉活动、精神紧张、食物及环境温度等因素影响时的状态。

第二节　体温及其调节

一、体温

（一）体表体温和体核体温

1. 体表体温　机体表层最外层即皮肤的温度称为皮肤温

度。环境温度为 23℃ 时，足部皮肤温度为 27℃，手部约 30℃，躯干部约 32℃，额部 33～34℃。

2. 体核体温　体核温度是相对恒定的，各部位之间的温度差异很小，其中肝脏在全身各器官中温度最高，约 38℃；脑产热量较多，也接近 38℃。

直肠温度的正常值为 36.9～37.9℃。

口腔温度的正常值为 36.7～37.7℃。

3. 平均体温　即指机体各部位温度的平均值。

（二）体温的生理性波动

一般不超过 1℃。

1. 体温的日节律　体温在一昼夜之间有周期性的波动：清晨 2～6 时体温最低，午后 1～6 时最高。这种昼夜周期性波动称为昼夜节律或日节律。

2. 性别的影响　成年女性的体温平均高于男性 0.3℃。在月经期和月经后的前半期较低，排卵前日最低，排卵日升高 0.3～0.6℃。

3. 年龄的影响　新生儿体温不稳定；幼儿＞成年人＞老年人。

4. 运动的影响　运动时肌肉活动能使代谢增强，产热量增加，体温升高。

二、机体的产热反应与散热反应

（一）产热反应

1. 主要的产热器官

（1）从影响整体体温的角度看，人体主要的产热器官是肝脏和骨骼肌。

（2）肝脏是人体内代谢最旺盛的器官，产热量最大。

（3）安静时，肝脏血液的温度比主动脉内血液的温度高 0.4～0.8℃。

几种组织器官在不同状态下的产热量如下。

组织器官	重量 （占体重的%）	产热量（占机体总产热量的%）	
		安静状态	运动或劳动
脑	2.5	16	3
内脏	34	56	22
肌肉	40	18	73
其他	23.5	10	2

2. 产热的形式 当机体处于寒冷环境中时，散热量显著增加，机体便通过战栗产热和加强非战栗产热两种形式来增加产热量以维持体温。

（1）战栗产热

①战栗是指在寒冷环境中骨骼肌发生不随意的节律性收缩，其节律为9～11次/分。

②战栗的特点是屈肌和伸肌同时收缩，所以不做外功，但产热量很高。

③发生战栗时，机体的代谢率可增加4～5倍。

④以后由于寒冷刺激的继续，机体便在寒冷性肌紧张的基础上出现战栗，产热量大大增加。这样就有利于维持机体在寒冷环境中的体热平衡。

（2）加强非战栗产热

①非战栗产热又称代谢产热，此种产热以褐色脂肪组织（BFT）的产热量为最大，约占非战栗产热总量的70%。

④BFT发生于出生后，分布于人类的腹股沟、腋窝、肩胛下区以及颈部大血管的周围等处。

3. 产热活动的调节

（1）体液调节

①甲状腺激素是调节产热活动的最重要的体液因素。

②如果机体暴露于寒冷环境中数周，甲状腺的活动即明显增强，并分泌大量的甲状腺激素，通过调节线粒体功能，而使代谢率增加 20% ~ 30%。

（2）神经调节　寒冷刺激可兴奋机体的<u>交感神经系统</u>，交感神经兴奋又进一步引起肾上腺髓质活动增强，导致肾上腺素和去甲肾上腺素等激素释放增多，使产热增加。

（二）散热反应

1. 散热的部位　人的主要散热部位是<u>皮肤</u>。

2. 散热的方式

（1）辐射散热

①辐射散热是指<u>人体以发射红外线的形式将体热传给外界温度较低物质的一种散热形式</u>。

②<u>辐射散热量的多少主要取决于皮肤与周围环境的温度差</u>，当皮肤温度高于环境温度时，温度差值越大，散热量就越多。

③<u>辐射散热还取决于机体的有效散热面积</u>。

（2）传导散热　传导散热是指<u>机体的热量直接传给与机体接触的温度较低的物体的一种散热方式</u>。机体深部的热量以传导方式传到体表，再由皮肤直接传给同它接触的物体，如衣物等。

（3）对流散热　对流散热是指<u>通过气体进行热量交换的一种散热方式</u>。

（4）蒸发散热　蒸发散热是指<u>水分从体表汽化时吸收热量而散发体热的一种方式</u>。分为不感蒸发和出汗两种形式。

①不感蒸发

a. 不感蒸发是指<u>体内的水分从皮肤和黏膜（主要是呼吸道黏膜）表面不断渗出而被汽化的过程</u>。

b. 在低于30℃的环境中，人体通过不感蒸发所丢失的水分是相当恒定的，为 $12 \sim 15g/(h \cdot m^2)$。

c. 人体24小时的不感蒸发量一般为1000ml左右，其中通过皮肤的约为600~800ml。

②出汗

a. 出汗是指<u>汗腺主动分泌汗液的过程</u>。出汗又称为可感蒸发。

b. 由温热性刺激引起的机体出汗称为<u>温热性出汗</u>；精神紧张或情绪激动时也会容易出汗，称为<u>精神性出汗</u>。

3. 散热反应的调节

（1）<u>皮肤血流量在散热反应中的作用及调节</u>　皮肤血流量增多时，有较多的体热可从机体深部被带到表层，使皮肤温度升高，以加强散热。另外，汗腺活动增强时，皮肤血流量增多也给汗腺分泌带来必要的水源。

（2）<u>影响蒸发散热的因素</u>　机体发汗量和发汗速度受环境温度、湿度及机体活动程度等因素的影响。

三、体温调节

（一）体温调节的基本方式

体温调节有<u>自主性</u>和<u>行为性</u>体温调节两种基本方式。

（二）自主性体温调节

人和其他恒温动物的体温，在体温调节中枢的控制下，通过增减皮肤的血流量、发汗、战栗等生理调节反应，能维持在一个相对稳定的水平。这是体温调节的基本过程。

1. 温度感受器　包括外周温度感受器和中枢温度感受器；又可分为冷感受器和热感受器两种。

分类	作用
外周温度感受器	是存在于皮肤、黏膜和内脏中的对温度变化敏感的游离神经末梢，包括冷感受器和热感受器

续表

分类	作用
中枢性温度感受器	①是存在于中枢神经系统内对温度变化敏感的神经元，包括热敏神经元和冷敏神经元 ②热敏神经元：温度升高其放电频率增加 ③冷敏神经元：温度下降其放电频率增加

2. 体温调节中枢 下丘脑的 PO/AH 区，是体温调节的基本中枢。

3. 体温调节过程 体温调定点学说：体温的调节类似于恒温器的调节，PO/AH 神经元的活动设定了一个调定点，即规定的温度值，如 37℃。PO/AH 部位的体温调节中枢就是按照这个设定温度来调整体温的。

（三）行为性体温调节

机体（包括温动物）在不同环境中采取的姿势和发生的行为，特别是人为了保温或降温所采取的措施，如增减衣物等，则称为行为性体温调节。

小结速览

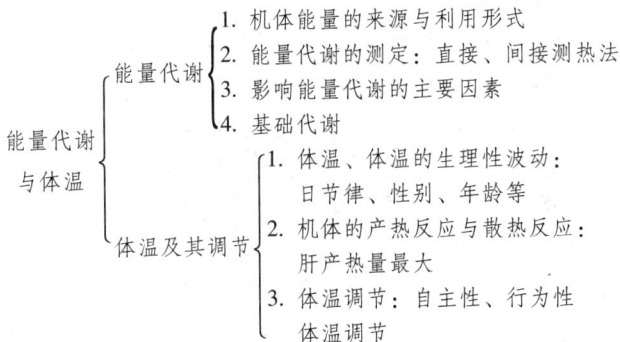

125

第八章 尿的生成和排出

● **重点** 肾的功能解剖、清除率。

○ **难点** 肾小管和集合管中各物质的重吸收与分泌、
尿生成的调节。

★ **考点** 肾小球的滤过作用。

第一节 肾的功能解剖和肾血流量

尿生成的三个基本过程：

1. 血液经肾小球毛细血管滤过形成超滤液。

2. 超滤液被肾小管和集合管选择性重吸收到血液。

3. 肾小管和集合管的分泌，最后形成终尿。

一、肾的功能解剖

（一）概述

肾脏是实质性器官，位于腹腔后上部，脊椎两旁。肾实质分为皮质和髓质两部分。

部位	结构
皮质	位于髓质表层，富有血管，主要由肾小体和肾小管构成
髓质	位于皮质深部，血管较少，由 15～25 个肾锥体构成

（二）肾单位的构成

1. 肾单位

（1）人类每个肾约有 100 万个肾单位。

（2）<u>肾单位是尿生成的基本功能单位，它与集合管共同完成尿的生成过程</u>。

（3）肾脏不能再生新的肾单位。

2. 肾单位构成

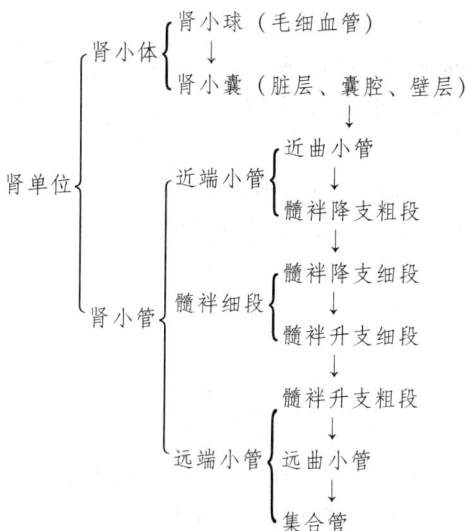

3. 集合管

（1）集合管不属于肾单位的组成成分，但功能上与肾小管的远端小管有许多相同之处。

（2）<u>集合管与远端小管在尿液浓缩过程中起重要作用</u>。

4. 皮质肾单位和近髓肾单位 肾单位按其所在的部位可分为皮质肾单位和近髓肾单位两类。

分类	特点
皮质肾单位	入球小动脉比出球小动脉粗（2：1）
	滤过作用
近髓肾单位	出球小动脉形成细而长的直小血管髓袢，可深入内髓层
	尿浓缩的结构基础

（三）球旁器

1. 球旁器 由颗粒细胞（也称球旁细胞），球外系膜细胞和致密斑三部分组成，主要分布于皮质肾单位。

2. 分类

（1）颗粒细胞 颗粒细胞是入球小动脉管壁中一些特殊分化的平滑肌细胞，细胞内含分泌颗粒，能合成、储存和释放肾素。

（2）致密斑

①结构

a. 致密斑是髓袢升支粗段的远端部一小块由特殊分化的高柱状上皮细胞构成的组织。

b. 致密斑穿过由同一肾单位入球小动脉和出球小动脉间的夹角并与球旁细胞及球外系膜细胞相接触。

②功能：它能感受小管液中 NaCl 含量的变化，并通过某种形式的信息传递，调节球旁细胞对肾素的分泌。

（3）肾球外系膜细胞

①肾球外系膜细胞是位于入球小动脉、出球小动脉和致密斑之间的一群细胞，细胞聚集成一锥形体，其底面朝向致密斑。

②具有吞噬和收缩等功能。

（四）滤过膜的构成

1. 滤过膜的定义　肾小球毛细血管内的血浆经滤过进入肾小囊，其间的结构称为滤过膜。

2. 构成　由毛细血管内皮细胞、基膜和肾小囊脏层足细胞构成。

（1）毛细血管内皮细胞

①位于滤过膜的内层，细胞上有许多直径 70～90nm 的小孔，称为窗孔，小分子溶质以及小分子量的蛋白质可自由通过，但血细胞不能通过。

②内皮细胞表面有带负电荷的糖蛋白，可阻碍带负电荷的蛋白质通过。

（2）基膜

①基膜层为非细胞性结构，由基质和一些带负电荷的蛋白质构成。

②膜上有直径为 2～8nm 的多角形网孔，网孔的大小决定分子大小不同的溶质是否可以通过，也是阻碍血浆蛋白滤过的一个重要屏障。

（3）肾小囊脏层足细胞　滤过膜的外层是肾小囊上皮细胞，上皮细胞有很长突起，相互交错，在突起之间形成滤过裂隙膜，膜上有直径4～11nm 的小孔，是滤过膜的最后一道屏障。

3. 正常人两侧肾脏全部肾小球的总滤过面积达 $1.5m^2$ 左右，保持相对稳定。滤过膜的通透性既取决于滤过膜孔的大小，又取决于滤过膜所带的电荷。在病理情况下，滤过膜的面积和通透性均可发生变化，从而影响肾小球的滤过。

4. 不同物质通过滤过膜的能力取决于被滤过物质分子的大小及其所带的电荷。

（1）一般来说，分子有效半径小于 2.0nm 的中性物质可以被自由滤过（如葡萄糖）。

（2）有效半径大于 4.2nm 的物质则不能滤过。

（3）有效半径在 2.0～4.2nm 之间的各种物质，随有效半径增加，其滤过量逐渐降低。

（五）肾脏的神经支配和血管分布

1. 肾脏的神经支配

（1）肾交感神经节前神经元胞体位于脊髓胸 12 至腰 2 节段的中间外侧柱，其纤维进入腹腔神经节和位于主动脉、肾动脉部的神经节。

（2）节后纤维与肾动脉伴行，支配肾动脉（尤其是入球小动脉和出球小动脉的平滑肌）、肾小管和球旁细胞。

（3）肾交感神经节后纤维末梢释放的递质是去甲肾上腺素，调节肾血流、肾小球滤过率、肾小管的重吸收和肾素的释放。

2. 肾脏的血管分布　肾血液循环有两套毛细血管床：肾小球毛细血管和管周毛细血管，它们通过出球小动脉以串联方式相连。

①肾小球毛细血管网中的血压较高，有利于肾小球毛细血管中血浆快速滤过。

②管周毛细血管包绕在肾小管的周围，毛细血管内血压低，同时血管内胶体渗透压高，有利于肾小管的重吸收。

二、肾血流量的特点及其调节

（一）肾脏血流量的特点

在安静状态下，健康成人每分钟两肾的血流量约 1200ml，相当于心输出量的 1/5～1/4，而肾脏仅占体重的约 0.5%，因此是机体供血量最丰富的器官。其中，约 94% 的血流供应肾皮质，约 5% 供应外髓部，剩余不到 1% 供应内髓。

（二）肾血流量的自身调节

1. 肾血流量的自身调节

（1）定义

①肾脏的一个重要特性是，安静时，当肾动脉灌注压在一定范围内（80～180mmHg）发生变化时，肾血流量能保持相对稳定。

②当肾动脉灌注压在一定范围内降低时，肾血管阻力会相应降低；反之，当肾动脉灌注压升高时，肾血管阻力相应增加，因而肾血流量能保持相对恒定。

（2）肾血流量自身调节的机制的相关学说

①肌源学说：当肾血管的灌注压升高时，肾入球小动脉血管平滑肌因压力升高而受到的牵张刺激加大，使平滑肌的紧张性加强，阻力加大。

②管－球反馈：认为小管液流量的变化影响肾血流量和肾小球滤过率。当肾血流量和肾小球滤过率增加时，到达远曲小管致密斑的小管液的流量增加，Na^+、K^+、Cl^- 的转运速率也就增加，致密斑将信息反馈至肾小球，使入球小动脉和出球小动脉收缩，结果是肾血流量和肾小球滤过率恢复正常。

2. 肾血流量的神经和体液调节

（1）神经调节　入球小动脉和出球小动脉血管平滑肌受肾交感神经支配。

（2）体液调节

①肾上腺髓质释放的去甲肾上腺素和肾上腺素，循环血液中的血管升压素、血管紧张素Ⅱ和内皮细胞分泌的内皮素等，均可引起血管收缩，肾血流量减少。

②肾组织中生成的 PGI_2、PGE_2、NO 和缓激肽等，可引起肾血管舒张，肾血流量增加。

③腺苷则引起入球小动脉收缩，肾血流量减少。

第二节　肾小球的滤过功能

一、肾小球的滤过作用

（一）肾小球滤过液的成分

肾小球滤过是指血液流经肾小球毛细血管时，除蛋白质外，血浆中其余成分均能被滤过进入肾小囊腔内生成超滤液，是尿生成的第一步。

（二）肾小球滤过率和滤过分数

1. 单位时间内（每分钟）两肾生成的超滤过液量称为肾小球滤过率（GFR）。

2. 肾小球滤过率与肾血浆流量的比值称为滤过分数（FF）。

（三）有效滤过压

1. 肾小球毛细血管上任何一点的滤过动力可用有效滤过压来表示。

2. 有效滤过压是指促进超滤的动力与对抗超滤的阻力之间的差值。

3. 有效滤过压的决定因素

（1）肾小球毛细血管静水压。

（2）肾小囊内压。

（3）肾小球毛细血管的血浆胶体渗透压。

（4）肾小囊内液胶体渗透压。

肾小球有效滤过压 =（肾小球毛细血管静水压 + 囊内液胶体渗透压）-（血浆胶体渗透压 + 肾小囊内压）。

4. 肾小球毛细血管不同部位的有效滤过压是不相同的，越靠近入球小动脉端，有效滤过压越大。

二、影响肾小球滤过的因素

（一）肾小球毛细血管滤过系数

滤过系数（K_f）是指在单位有效滤过压的驱动下，单位时间内通过滤过膜的滤液量。

K_f = 滤过膜的有效通透系数（k）× 滤过面积（S）。

（二）有效滤过压

1. 肾小球毛细血管血压 肾小球毛细血管血压的变化是生理状态下调节 GFR 的主要方式。

2. 囊内压。

3. 血浆胶体渗透压。

（三）肾血浆流量

肾血浆流量对肾小球滤过率的影响并不是通过改变有效滤过压，而是改变滤过平衡点。

第三节 肾小管和集合管的物质转运功能

一、肾小管和集合管中物质转运的方式

1. 肾小管和集合管重吸收 量大并具有高度选择性。

（1）超滤液进入肾小管称为小管液；小管液经肾小管和集合管的重吸收和分泌形成终尿。

（2）重吸收是指小管液中的成分被肾小管上皮细胞转运返回血液的过程。

（3）分泌是指肾小管上皮细胞将一些物质经顶端膜分泌到

小管液的过程。

2. 肾小管和集合管的物质转运方式　也分为被动转运和主动转运。

（1）被动转运　包括扩散、渗透和易化扩散。浓度差和电位差（电化学差）是溶质被动重吸收的动力。

（2）主动转运　包括原发性主动转运和继发性主动转运。

①前者包括质子泵、$Na^+ - K^+$ 泵和钙泵等。

②继发性主动转运包括 $Na^+ -$ 葡萄糖、$Na^+ -$ 氨基酸同向转运，$K^+ - Na^+ - 2Cl^-$ 同向转运；还有 $Na^+ - H^+$ 和 $Na^+ - K^+$ 等逆向转运。

（3）肾小管上皮细胞还可通过入胞方式重吸收少量小管液中的小分子蛋白质。

二、肾小管和集合管中各种物质的重吸收与分泌

（一）Na^+、Cl^- 和水的重吸收

1. 近端小管　近端小管重吸收超滤液中约 70% 的 Na^+、Cl^- 和水；其中约 2/3 经跨细胞转运途径，主要发生在近端小管的前半段；约 1/3 经细胞旁途径被重吸收，主要发生在近端小管的后半段。

（1）近端小管的前半段　Na^+ 进入上皮细胞的过程与 H^+ 的分泌以及葡萄糖、氨基酸的转运相耦联。

①Na^+ 重吸收

a. Na^+ 进入上皮细胞的过程与 H^+ 的分泌以及葡萄糖、氨基酸的转运相耦联。由于上皮细胞基底侧膜上 Na^+ 泵的作用，细胞内 Na^+ 浓度低，小管液中的 Na^+ 和细胞内的 H^+ 由管腔膜的 $Na^+ - H^+$ 交换体进行逆向转运，H^+ 被分泌到小管液中，而小管液中的 Na^+ 则顺浓度梯度进入上皮细胞内。

b. 小管液中的 Na^+ 还可由管腔膜上的 $Na^+ -$ 葡萄糖同向转

运体和 Na^+ – 氨基酸同向转运体与葡萄糖、氨基酸共同转运，Na^+ 顺电化学梯度通过管腔膜进入细胞内，同时将葡萄糖和氨基酸转运入细胞内。

c. 进入细胞内的 Na^+，经基底侧膜上的钠泵的工作被泵出细胞，进入组织间隙。

②葡萄糖和氨基酸

a. 由管腔膜上的 Na^+ – 葡萄糖同向转运体和 Na^+ – 氨基酸同向转运体转运入细胞内。

b. 进入细胞内的葡萄糖和氨基酸以易化扩散的方式通过基底侧膜离开上皮细胞，进入血液循环。

③水

a. 由于 Na^+、葡萄糖和氨基酸等进入细胞间隙，使细胞间隙中的渗透压升高，通过渗透作用，水便进入细胞间隙。

b. 由于上皮细胞间存在紧密连接，故细胞间隙内的静水压升高，可促使 Na^+ 和水进入毛细血管而被重吸收。

④在近端小管前半段，因 Na^+ – H^+ 交换使细胞内的 H^+ 进入小管液，HCO_3^- 则被重吸收，而 Cl^- 不被重吸收，其结果是小管液中 Cl^- 的浓度高于管周组织间液中的浓度。

（2）近端小管后半段

①上皮细胞顶端膜中 Na^+ – H^+ 交换和 Cl^- – HCO_3^- 逆向转运体，其转运结果是 Na^+ 和 Cl^- 进入细胞内，H^+ 和 HCO_3^- 进入小管液，HCO_3^- 可以 CO_2 方式重新进入细胞。

②进入细胞内的 Cl^- 由基底侧膜上的 K^+ – Cl^- 同向转运体转运至细胞间隙，再吸收入血。

③由于进入近端小管后半段小管液的 Cl^- 浓度比细胞间隙液中浓度高 20% ~ 40%，Cl^- 顺浓度梯度经紧密连接进入细胞间隙被重吸收。

④由于 Cl^- 被动扩散进入间隙后，小管液中正离子相对增

多，造成管内外电位差，管腔内带正电荷，驱使小管液内的 Na^+ 顺电势梯度通过细胞旁途径被动重吸收。

⑤这部分 Na^+ 顺电势梯度吸收是被动的，Cl^- 为顺浓度差被动扩散，Na^+ 为顺电势差扩散，均经过上皮细胞间隙的紧密连接进入细胞间隙液。

（3）近端小管对水的重吸收　是通过渗透作用进行的。近端小管中物质的重吸收为等渗重吸收，小管液为等渗液。

原因：①上皮细胞主动和被动重吸收 Na^+、HCO_3^-、Cl^-、葡萄糖和氨基酸进入细胞间隙后，小管液的渗透压降低，细胞间隙液的渗透压升高；②水在这一渗透压差的作用下通过跨上皮细胞和紧密连接两条途径进入细胞间隙，然后进入管周毛细血管而被吸收。

（4）小结

①水随小管液中 NaCl 等溶质吸收后所形成的管外渗透压差而被动重吸收，其吸收量不受神经、激素调节，与体内是否缺水无关。

②HCO_3^- 以 CO_2 的形式重吸收。

③葡萄糖的重吸收部位仅限于近球小管。

④肾小管对葡萄糖的重吸收能力有限，尿中开始出现葡萄糖时的血糖浓度，称肾糖阈。

2. 髓袢　肾小球滤过的 NaCl 约20% 在髓袢被重吸收，约15% 的水被重吸收。

（1）**髓袢降支细段**　这段小管上皮的顶端膜和基底外侧膜存在大量 AQP1，促进水的重吸收，使水能迅速地进入组织液，小管液渗透浓度不断地增加。

（2）**髓袢升支细段**　对水不通透，但对 Na^+ 和 Cl^- 易通透，NaCl 扩散进入组织间液，小管液渗透浓度逐渐降低。

（3）**髓袢升支粗段**

①NaCl 在髓袢重吸收的主要部位，而且是主动重吸收。

a. 髓袢升支粗段的顶端膜上有电中性 $Na^+ - K^+ - 2Cl^-$ 同向转运体，该转运体使小管液中 1 个 Na^+、1 个 K^+ 和 2 个 Cl^- 同向转运进入上皮细胞内。

b. Na^+ 进入细胞是顺电化学梯度，同时将 2 个 Cl^- 和 1 个 K^+ 一起同向转运至细胞内。

c. 进入细胞内的 Na^+ 则通过细胞基底侧膜的钠泵泵至组织间液，Cl^- 由浓度梯度经管周膜上的 Cl^- 通道进入组织间液，而 K^+ 则顺浓度梯度经管腔膜返回小管液中，并使小管液呈正电位。

d. 用毒毛花苷抑制钠泵后，Na^+ 和 Cl^- 的重吸收明显减少；呋喃苯胺酸（呋塞米，furosemide）可抑制 $Na^+ - K^+ - 2Cl^-$ 同向转运，所以也抑制 Na^+ 和 Cl^- 的重吸收。

②K^+ 返回小管中造成正电位，这一电位差又使小管液中的 Na^+、K^+ 和 Ca^{2+} 等正离子经细胞旁途径而重吸收。这一部分重吸收属被动转运。

③髓袢升支粗段对水不通透，故小管液在流经升支粗段时，渗透压逐渐降低，但管外渗透压升高。

3. 远端小管和集合管　Na^+ 的重吸收主要受醛固酮的调节，水的重吸收则主要受抗利尿激素的调节。

（1）远曲小管

①远曲小管始段：上皮细胞对水仍不通透，但仍然能主动重吸收 NaCl，使小管液渗透压继续降低。Na^+ 在远曲小管和集合管的重吸收是逆电化学梯度进行的，属主动转运。在远曲小管始段的管腔膜，小管液中的 Na^+ 和 Cl^- 经 $Na^+ - Cl^-$ 同向转运体进入细胞内，细胞内的 Na^+ 由 Na^+ 泵泵出。噻嗪类（thiazide）利尿剂可抑制此处的 $Na^+ - Cl^-$ 同向转运。

②远曲小管后段和集合管的上皮：有两类不同的细胞，即主细胞和闰细胞。

a. 主细胞：主细胞基底侧膜上的 Na^+ 泵维持细胞内低的 Na^+ 浓度，并成为小管液中 Na^+ 经顶端膜 Na^+ 通道进入细胞的动力源泉。Na^+ 的重吸收造成小管液呈负电位，可驱使小管液中的 Cl^- 经细胞旁途径而被动重吸收，也成为 K^+ 从细胞内分泌入小管腔的动力。阿米洛利可抑制远曲小管和集合管上皮细胞顶端膜的 Na^+ 通道，既减少 Na^+ 的重吸收，又减少 Cl^- 经细胞旁途径的被动转运。

b. 闰细胞：闰细胞的功能与 H^+ 的分泌有关。

③远曲小管和集合管上皮细胞的紧密连接对 Na^+、K^+、Cl^- 等离子的通透性较低，因此这些离子不易透过该部位返回小管液。

（2）集合管　对水的重吸收量取决于集合管主细胞对水的通透性。

①主细胞管腔膜侧胞质的囊泡内含水通道蛋白 AQP2，而基底侧膜有 AQP3 和 AQP4 分布。

②插入上皮细胞顶端膜 AQP2 的多少，决定上皮细胞对水的通透性；AQP2 的插入又受血管升压素控制。

（二）HCO_3^- 的重吸收与 H^+ 的分泌

1. 近端小管

（1）正常情况下，从肾小球滤过的 HCO_3^- 几乎全部被肾小管和集合管重吸收，高达 80% 的 HCO_3^- 是由近端小管重吸收的。

（2）血液中的 HCO_3^- 是以钠盐 $NaHCO_3$ 的形式存在，当滤过进入肾小囊后，离解为 Na^+ 和 HCO_3^-。

（3）近端小管上皮细胞通过 $Na^+ - H^+$ 交换使 H^+ 进入小管液，进入小管液的 H^+ 与 HCO_3^- 结合生成 H_2CO_3，很快生成

CO_2 和水，这一反应由上皮细胞顶端膜表面的碳酸酐酶（carbonic anhydrase，CA）催化，CO_2 为高度脂溶性，很快以单纯扩散方式进入上皮细胞内，在细胞内，CO_2 和水又在碳酸酐酶的催化下形成 H_2CO_3，后者很快离解成 H^+ 和 HCO_3^-。

（4）H^+ 则通过顶端膜上的 $Na^+ - H^+$ 逆向转运进入小管液，再次与 HCO_3^- 结合形成 H_2CO_3。

（5）细胞内的大部分 HCO_3^- 与其他离子以联合转运方式进入细胞间隙；小部分通过 $Cl^- - HCO_3^-$ 逆向转运方式进入细胞外液。两种转运方式所需的能量均由基底侧膜上的 $Na^+ - K^+ -$ ATP 酶提供。

（6）近端小管重吸收 HCO_3^- 是以 CO_2 的形式进行的，故 HCO_3^- 的重吸收优先于 Cl^- 的重吸收。

（7）碳酸酐酶在 HCO_3^- 重吸收过程中起重要作用，用碳酸酐酶抑制剂，如乙酰唑胺（acetazolamide）可抑制 H^+ 的分泌。

（8）小部分 H^+ 可由近端小管顶端膜上的 $H^+ - ATP$ 酶主动分泌入管腔。

2. 髓袢 髓袢对 HCO_3^- 的重吸收主要发生在升支粗段。其机制同近端小管。

3. 远曲小管和集合管

（1）远曲小管上皮细胞通过 $Na^+ - H^+$ 交换，参与 HCO_3^- 的重吸收。远曲小管和集合管的闰细胞可主动分泌 H^+。

（2）一般认为，远曲小管和集合管的管腔膜存在两种主动转运机制，一种为质子泵，一种为 $H^+ - K^+ - ATP$ 酶，均可将细胞内的 H^+ 泵入小管液中。

（3）泵入小管液中的 H^+ 可与 HCO_3^- 结合，形成 H_2O 和 CO_2；也可与 HPO_4^{2-} 反应生成 $H_2PO_4^-$；还可与 NH_3 反应生成铵离子，从而降低小管液中的 H^+ 浓度。

（4）肾小管和集合管 H^+ 的分泌量与小管液的酸碱度有关：小管液 pH 降低时，H^+ 的分泌减少。

（5）肾小管和集合管上皮细胞的碳酸酐酶活性受 pH 的影响，当 pH 降低时，其活性增加，生成更多的 H^+，有利于肾脏排 H^+ 保碱。

（三）NH_3 和 NH_4^+ 的分泌与 H^+、HCO_3^- 的转运的关系

1. 近端小管、髓袢升支粗段和远端小管上皮细胞内的谷氨酰胺在谷氨酰胺酶的作用下脱氨，生成谷氨酸根和 NH_4^+；谷氨酸根又在谷氨酸脱氢酶作用下生成 α-酮戊二酸和 NH_4^+；α-酮戊二酸又生成二分子 HCO_3^-。这一反应过程中，谷氨酰胺酶是生成 NH_3 的限速酶。

2. 在细胞内，NH_4^+ 与 $NH_3 + H^+$ 两种形式处于一定的平衡状态。

（1）NH_4^+ 通过上皮细胞顶端膜逆向转运体（Na^+-H^+ 转运体）进入小管液（由 NH_4^+ 代替 H^+）。

（2）NH_3 是脂溶性分子，可通过细胞膜单纯扩散进入小管腔，也可通过基底侧膜进入细胞间隙。

（3）HCO_3^- 与 Na^+ 一同跨过基底侧膜进入组织间液。

（4）分子谷氨酰胺被代谢时，生成 2 个 NH_4^+ 进入小管液，机体获得 2 个 HCO_3^-（新生成的 HCO_3^-）。这一反应过程主要发生在近端小管。

（5）尿中每排出 1 个 NH_4^+ 就有 1 个 HCO_3^- 被重吸收回血液。

3. NH_3 的分泌与 H^+ 的分泌密切相关

（1）生理情况下，肾脏分泌的 H^+，约 50% 由 NH_3 缓冲。

（2）慢性酸中毒时可刺激肾小管和集合管上皮细胞谷氨酰胺的代谢，增加 NH_4^+ 和 NH_3 的排泄和生成 HCO_3^-。故氨的分

泌也是肾脏调节酸碱平衡的重要机制之一。

（四）K^+ 的重吸收和分泌

1. 小管液中的 K^+ 有 65% ~ 70% 在近端小管被重吸收，25% ~ 30% 在髓袢被重吸收。

2. 肾脏对 K^+ 的排出量主要取决于远端小管和集合管上皮细胞 K^+ 的分泌量。

3. K^+ 的分泌 远端小管和集合管上皮细胞内 K^+ 浓度较高，管腔顶端膜对 K^+ 有通透性，K^+ 可顺化学梯度通过 K^+ 通道进入小管液。

（五）葡萄糖和氨基酸的重吸收

1. 葡萄糖

（1）葡萄糖均在近端小管，特别是近端小管的前半段被重吸收。

（2）近端小管上皮细胞顶端膜上有 Na^+ – 葡萄糖同向转运机制，小管液中 Na^+ 和葡萄糖与转运体结合后，被转入细胞内，属继发性主动转运。

（3）进入细胞内的葡萄糖则由基底侧膜上的葡萄糖转运体 2 转运入细胞间隙。

（4）当血糖浓度达 180mg/100ml 时，有一部分肾小管对葡萄糖的吸收已达极限，尿中开始出现葡萄糖，此时的血浆葡萄糖浓度称为**肾糖阈**；当血糖浓度继续升高时，尿中葡萄糖浓度也随之增高；当血糖浓度升至 300mg/100ml 时，全部肾小管对葡萄糖的重吸收均已达到或超过近球小管对葡萄糖的最大转运率，此时每分钟葡萄糖的滤过量达两肾葡萄糖重吸收极限，尿糖排出率则随血糖浓度升高而平行增加；正常人两肾的葡萄糖重吸收的极限量，男性平均为 375mg/min，女性平均为 300mg/min。

2. 氨基酸 肾小球滤过的氨基酸和葡萄糖一样，主要在近端小管被重吸收，其吸收方式也是继发性主动重吸收，需 Na^+ 的存在。

（六）钙的重吸收和排泄

1. 经肾小球滤过的 Ca^{2+}，约70%在近端小管被重吸收，与 Na^+ 的重吸收平行；20%在髓袢，9%在远端小管和集合管被重吸收，少于1%的 Ca^{2+} 随尿排出。

2. 近端小管钙的重吸收，约80%由溶剂拖曳方式经细胞旁途径进入细胞间隙，约20%经跨细胞途径重吸收。

3. 髓袢降支细段和升支细段对 Ca^{2+} 不通透，仅髓袢升支粗段能重吸收 Ca^{2+}。

4. 在远端小管和集合管，小管液为负电位，故钙的重吸收是跨细胞途径的主动转运。

（七）尿素的重吸收与排泄

1. 近端小管可以吸收40%~50%肾小球滤过的尿素。

2. 肾单位的其他部分节段对尿素通透性很低，部分节段通过尿素通道蛋白增加该节段对尿素的通透性，存在肾内尿素再循环。

（八）其他一些代谢产物和进入体内的异物的排泄

肌酐可通过肾小球滤过，也可被肾小管和集合管分泌和重吸收；青霉素、酚红和一些利尿剂可与血浆蛋白结合，不能被肾小球滤过，但可在近端小管被主动分泌进入小管液中而被排除。

三、影响肾小管和集合管重吸收与分泌的因素

（一）小管液中溶质的浓度

肾小管和结合管重吸收水的动力是小管液和上皮细胞之间

的渗透浓度梯度。当小管液中某些溶质因未被重吸收而留在小管液中时,可使小管液溶质浓度升高,由于渗透作用,也使一部分水保留在小管内,导致小管液中的 Na^+ 被稀释而浓度降低,于是小管液和上皮细胞之间的 Na^+ 浓度降低,从而使 Na^+ 的重吸收减少而小管液中有较多的 Na^+,进而又使小管液中保留较多的水,结果使水的重吸收减少,尿量和 NaCl 排出量增加,这种现象称为渗透性利尿。

(二)球-管平衡

近端小管中 Na^+ 和水重吸收率总是占肾小球滤过率的 65% ~ 70%,这称为近端小管的定比重吸收,这种定比重吸收的现象称为球-管平衡。

第四节 尿液的浓缩和稀释

一、概述

1. 当体内缺水时,尿液被浓缩,排出的尿渗透压明显高于血浆渗透压,即**高渗尿**;当体内液体量过多时,尿液被稀释,排出尿液的渗透压低于血浆渗透压,为**低渗尿**。

2. 24 小时尿量超过 2.5L 称为**多尿**;24 小时尿量少于 400ml 称为**少尿**;如果 24 小时尿量不足 100ml,则称为**无尿**。少尿和无尿是急性肾衰竭的重要表现。

二、尿液的浓缩机制

机体产生浓缩尿液由两个必要因素:肾小管特别是集合管对水的通透性;肾脏髓质组织间液形成高渗透浓度梯度,进一步促进水的重吸收。

（一）肾髓质渗透浓度梯度的形成

1. 逆流倍增机制 由于髓袢各段对水和溶质的通透性和重吸收机制不同，髓袢的 U 形结构和小管液的流动方向，可通过逆流倍增机制建立从外髓部至内髓部的渗透浓度梯度。

各段肾小管和集合管对不同物质的通透性和作用如下。

	水	Na$^+$	尿素	作用
髓袢降支细段	易通透	不易通透	中等通透	水进入内髓部组织间液使小管液中 NaCl 浓度和渗透压逐渐升高；部分尿素由内髓部组织间液进入小管液，加入尿素再循环
髓袢升支细段	不易通透	易通透	不易通透	NaCl 由小管液进入内髓部组织间液，使之渗透压升高
髓袢升支粗段	不易通透	Na$^+$ 主动重吸收，Cl$^-$ 继发性主动重吸收	不易通透	NaCl 进入外髓部组织液，使之渗透压升高
远曲小管	不易通透	Na$^+$ 主动重吸收，Cl$^-$ 继发性主动重吸收	不易通透	NaCl 进入皮质组织间液，使小管液渗透压进一步降低

	水	Na⁺	尿素	作用
集合管	在有抗利尿激素时，对水易通透	主动重吸收	在皮质和外髓部不易通透，内髓部易通透	水重吸收使小管液中尿素浓度升高；NaCl和尿素进入内髓部组织间液，使之渗透压升高

2. 直小血管的逆流交换机制

（1）逆流交换作用

①直小血管的降支和升支是并行的血管，与髓袢相似，在髓质中形成袢。

②直小血管壁对水和溶质都有高度通透性。

在直小血管降支进入髓质处，血浆的渗透压约300mOsm/（kg·H₂O），当血液经直小血管降支向髓质深部流动时，在任一平面的组织间液渗透浓度均比直小血管内血浆的高，即组织间液中的溶质浓度比血浆中的高，故组织间液中的溶质不断向直小血管内扩散，而血液中的水则进入组织间液，使直小血管内血浆渗透浓度与组织液趋向平衡。

越向内髓部深入，直小血管中血浆的渗透浓度越高，在折返处，其渗透浓度达最高值〔约1200mOsm/（kg·H₂O）〕。

当直小血管内血液在升支中向皮质方向流动时，髓质渗透浓度越来越低，即在升支任一平面的血浆渗透压均高于同一水平的组织间液，血浆中的溶质浓度比组织间液中的高，这一血管内外的渗透梯度和浓度梯度又使血液中的溶质向组织液扩散，而水又从组织间液向血管中渗透。

③这一逆流交换过程使肾髓质的渗透梯度得以维持，直小

血管仅将髓质中多余的溶质和水带回血液循环。

④直小血管的这一作用与血流量有关。

直小管的血流量增加时，可将肾髓质中的溶质带走，使髓质部的渗透梯度变小。

直小血管血流量减少时，肾髓质供氧量降低，肾小管特别是髓袢升支粗段主动重吸收 NaCl 的功能减弱，髓质部的高渗梯度也就不能维持。

（2）小管液在流经近端小管、髓袢直至远曲小管前段时，其渗透压的变化基本是固定的，而终尿的渗透压则随机体内水和溶质的情况可发生较大幅度的变化，可低至 50mOsm/（kg·H_2O）或高达 1200 ~ 1400mOsm/（kg·H_2O）。这一渗透压变化取决于小管中水与溶质重吸收的比例，主要由远曲小管后半段和集合管控制。髓质高渗是对小管液中水重吸收的动力，但重吸收的量又取决于远曲小管和集合管对水的通透性。

（3）血管升压素是决定远曲小管和集合管上皮细胞对水通透性的最重要的激素。

（4）任何能影响肾髓质高渗的形成与维持和影响集合管对水通透性的因素，都将影响肾脏对尿液的浓缩过程，使尿量和渗透浓度发生改变。

（二）抗利尿激素促进集合管水的重吸收，浓缩尿液

1. 抗利尿激素是决定集合管上皮细胞对水通透性的关键激素。

2. 抗利尿激素分泌增加，集合管上皮细胞对水的通透性增加，水的重吸收量增加，小管液的渗透浓度就升高，即尿液被浓缩。

三、尿液的稀释机制

1. 尿液的稀释主要发生在集合管。

2. 饮大量清水后，血浆晶体渗透压降低，可引起抗利尿激素释放减少，导致尿量增加，尿液被稀释。

四、影响尿液浓缩和稀释的因素

（一）影响肾髓质高渗形成的因素

Na^+ 和 Cl^- 是形成肾髓质高渗的重要因素；另一重要因素是尿素。

（二）影响集合管对水通透性的因素

影响尿浓缩的另一重要因素是集合管对水的通透性。

（三）直小血管血流量和速度对髓质高渗维持的影响

直小血管的逆流交换作用对维持髓质间液高渗极为重要。直小血管血流量和速度影响髓质间液高渗的维持。

第五节　尿生成的调节

一、神经调节

1. 肾交感神经不仅支配肾脏血管，还支配肾小管上皮细胞（以近端小管，髓袢升支粗段和远端小管的末梢分布密度较高）和近球小体。

2. 肾交感神经主要释放去甲肾上腺素。

3. 肾交感神经兴奋时，通过下列方式调节尿液的生成。

（1）通过肾脏血管平滑肌的 α 受体，引起肾血管收缩而减少肾血流量。

（2）通过激活 β 受体，使球旁器的球旁细胞释放肾素，导致循环血液中血管紧张素 Ⅱ 和醛固酮浓度增加，增加肾小管对水和 NaCl 的重吸收，使尿量减少。

（3）与 $α_1$ - 肾上腺素能受体结合，刺激近端小管和髓袢

（主要是近端小管）对 Na^+、Cl^- 和水的重吸收。

二、体液调节

（一）抗利尿激素

1. 血管升压素（VP） 也称抗利尿激素（ADH），是一种九肽激素。在下丘脑视上核和室旁核的神经元的胞体内合成。

2. 抗利尿激素的受体 包括 V_1 和 V_2 受体。

分类	功能
V_1 受体	分布在血管平滑肌，激活后引起血管平滑肌收缩，血管阻力增加而升高血压
V_2 受体	主要分布在肾集合管主细胞基底侧膜，属于 G 蛋白耦联受体，激活后增加水的重吸收，浓缩尿液

3. 体内 ADH 释放的调节 受多种因素影响，其中最重要的是血浆晶体渗透压和循环血量。

（1）血浆晶体渗透压 是调节 ADH 分泌最重要的因素。渗透压感受器对 Na^+ 和 Cl^- 形成的渗透压变化最为敏感，而对葡萄糖或尿素敏感性较弱。

（2）循环血量

①通过心肺感受器对 ADH 的释放进行调节。动脉血压的改变也可通过压力感受性反射对抗利尿激素的释放进行调节。

②在对 ADH 释放的调节中，心肺感受器和压力感受器对相应刺激的敏感性要比渗透压感受器低。

（3）其他因素

①恶心是引起 ADH 分泌的有效刺激。

②疼痛、应激刺激、Ang II 和低血糖可刺激 ADH 分泌。

③某些药物，如尼古丁和吗啡，也可刺激 ADH 分泌。

④乙醇可抑制 ADH 分泌，故饮酒后尿量可增加。

（二）肾素 - 血管紧张素 - 醛固酮系统（RAAS）

1. 肾素分泌的调节　肾素的分泌受多方面因素的调节，包括肾内机制、神经机制和体液机制。

（1）**肾内机制**　是指在肾脏内可以完成的调节，其感受器是位于入球小动脉的牵张感受器和致密斑。前者能感受肾动脉的灌注压（对动脉壁的牵张程度），后者能感受流经该处小管液中的 Na^+ 量。

①当肾动脉灌注压降低时，入球小动脉壁受牵拉的程度减小，可刺激肾素的释放；反之，当灌注压升高时肾素释放减少。

②当肾小球滤过率减少或其他因素导致流经致密斑的小管液 Na^+ 量减少时，肾素释放增加；反之，通过致密斑 Na^+ 量增加时，肾素释放减少。

（2）**神经机制**　肾交感神经兴奋时释放去甲肾上腺素，作用于近球细胞的 β 肾上腺素能受体，直接刺激肾素的释放。

（3）**体液机制**

①血液循环的肾上腺素和去甲肾上腺素，肾内生成的 PGE_2 和 PGI_2，均可刺激球旁细胞释放肾素。

②Ang Ⅱ、血管升压素、心房钠尿肽、内皮素和 NO 可抑制肾素的释放。

2. Ang Ⅱ 调节尿生成的功能　Ang Ⅱ 对尿生成的调节包括<u>直接作用于肾小管影响重吸收功能、改变肾小球滤过率和间接通过血管升压素和醛固酮而影响尿的生成</u>。

（1）Ang Ⅱ 可促进近端小管对 Na^+ 的重吸收（包括直接作用和影响肾脏血流动力学）。

（2）在 Ang Ⅱ 浓度较低时，它主要引起出球小动脉收缩（出球小动脉对 Ang Ⅱ 的敏感性比入球小动脉大），此时肾血流量减少，但肾小球毛细血管血压升高，因此肾小球滤过率变化不大。

（3）在 Ang Ⅱ 浓度较高时，入球小动脉强烈收缩，则肾小球滤过率减小。

3. 醛固酮的功能

（1）醛固酮作用于<u>远曲小管和集合管上皮细胞</u>，可增加 K^+ 的排泄和增加 Na^+、水的重吸收。

（2）醛固酮诱导合成的醛固酮诱导蛋白作用如下。

①生成管腔膜 Na^+ 通道蛋白，可增加 Na^+ 通道数目，有利于小管液中 Na^+ 向胞内扩散。

②增加 ATP 的生成量，为基底侧膜 $Na^+ - K^+ - ATP$ 酶提供生物能。

③增强基底侧膜 Na^+ 泵的活性，加速将胞内的 Na^+ 泵出细胞和将 K^+ 泵入细胞的过程，增大细胞内与小管液之间的 K^+ 浓度差，有利于 K^+ 的分泌。由于 Na^+ 的重吸收，小管液呈负电位，因此有利于 K^+ 的分泌，同时利于 Cl^- 和水的重吸收。

（三）心房钠尿肽

1. 心房钠尿肽（ANP）是由心房肌细胞合成并释放的肽类激素，人血液循环中的 ANP 由 28 个氨基酸残基组成。

2. ANP 的主要作用是使<u>血管平滑肌舒张和促进肾脏排钠、排水</u>。

3. ANP 对肾脏的主要作用

影响的因素	作用
对肾小球滤过率的影响	ANP 通过第二信使 cGMP 使血管平滑肌胞质 Ca^{2+} 浓度下降，使入球小动脉舒张，肾小球滤过率增大

续表

影响的因素	作用
对集合管的影响	ANP 通过 cGMP 使集合管上皮细胞管腔膜上的 Na^+ 通道关闭，抑制 NaCl 的重吸收
对其他激素的影响	ANP 还抑制肾素、醛固酮和 ADH 的分泌

（四）其他因素

肾脏自身可生成多种局部激素，影响肾血流动力学和肾小管的功能。

1. 缓激肽　可使肾小动脉舒张，抑制集合管对 Na^+ 和水的重吸收。

2. NO　可对抗 Ang Ⅱ 和去甲肾上腺素的缩血管作用。

3. PGE_2 和 PGI_2　能舒张小动脉，增加肾血流量，抑制近端小管和髓袢升支粗段对 Na^+ 的重吸收，导致尿钠排出量增加，对抗血管升压素，使尿量增加和刺激球旁细胞释放肾素等。

三、尿生成调节的生理意义

（一）在保持机体水平衡中的作用

为了维持细胞外液量的稳定，肾脏与细胞外液之间的液体转移，即尿生成过程中的肾小球滤过、肾小管和集合管的重吸收和分泌等活动，处于人体精密的调控之中；调控机制包括肾脏自身调节、神经调节和体液调节，这些调节的结果使得人体内液体容量处于动态平衡，因此人体内液体的容量调节主要是通过尿生成的调节实现的。

（二）在保持机体电解质平衡中的作用

1. Na^+ 和 K^+ 的平衡。

2. Ca^{2+} 的平衡。

（三）在维持机体酸碱平衡中的作用

体内缓冲酸碱最重要、作用最持久的是肾。它可将体内除 CO_2 外的所有酸性物质即固定酸排出体外，从而保持细胞外液中的 pH 于正常范围内。

第六节　清除率

一、清除率的概念及计算方法

1. 清除率（clearance，C）　是指两肾在 1 分钟内能将多少毫升血浆中的某一物质完全清除（排出），这个被完全清除了该物质的血浆的毫升数，就是该物质的清除率。

2. 需测定的数值

（1）尿中该物质的浓度（U_x，mg/100ml）。

（2）每分钟尿量（V，ml/min）。

（3）血浆中该物质的浓度（P_x，mg/100ml）。

（4）$C_x = \dfrac{U_x \times V}{P_x}$。

二、测定清除率的意义

（一）测定肾小球滤过率

1. 菊粉清除率

（1）如果某物质可自由通过肾小球滤过膜，则该物质在肾小囊超滤液中的浓度与血浆浓度相同；同时，如果该物质在肾小管和集合管中既不被重吸收又不被分泌，则单位时间内该物质在肾小球处滤过的量（$GFR \times P_x$）应等于从尿中排出该物质的量（$U_x \times V$），因此该物质的清除率就等于肾小球滤过率。

（2）菊粉是符合这个条件的物质，所以它的清除率可用来代表肾小球滤过率。

2. 内生肌酐清除率　内生肌酐清除率的值很接近肾小球滤过率，故临床上常用它来推测肾小球滤过率。

（二）测定肾血浆流量、滤过分数和肾血流量

如静脉滴注碘锐特或对氨基马尿酸（PAH）的钠盐，使其血浆浓度维持在 1~3mg/100ml，当血液流经肾脏一次后，血浆中碘锐特或 PAH 可几近完全（约 90%）被肾脏清除，因此 PAH 或碘锐特清除率的值可用来代表有效肾血浆流量，即每分钟流经两肾全部肾单位的血浆量。

（三）推测肾小管的功能

1. 假如某一物质的清除率小于肾小球滤过率，该物质一定在肾小管被重吸收，但不能排除该物质也被肾小管分泌的可能性，因为当重吸收量大于分泌量时，其清除率仍可小于肾小球滤过率。

2. 如果某种物质的清除率大于肾小球滤过率，则表明肾小管必定能分泌该物质，但不能排除该物质也被肾小管重吸收的可能性，因为当其分泌量大于重吸收量时，清除率仍可高于肾小球滤过率。

（四）自由水清除率

自由水清除率是用清除率的方法定量测定肾排水情况的一项指标，即对肾产生无溶质水能力进行定量分析的一项指标。

第七节　尿的排放

一、输尿管的运动

输尿管与肾盂连接处的平滑肌细胞有自律性，可产生规则

的蠕动波（1~5 次/分），其推进速度为 2~3cm/s，将尿液送入膀胱。

二、膀胱和尿道的神经支配

1. 膀胱逼尿肌和内括约肌受副交感神经和交感神经双重支配。

2. 后尿道的牵张刺激是诱发排尿反射的主要信号。

3. 阴部神经支配膀胱外括约肌。

三、排尿反射

1. 排尿反射是一种脊髓反射，即该反射在脊髓水平就能完成，但一般情况下，排尿反射受脑的高级中枢控制。

2. 引起排尿反射的主要因素是膀胱内压的升高。

四、排尿异常

1. 膀胱的传入神经受损，膀胱充盈的传入信号不能传至骶段脊髓，则膀胱充盈时不能反射性引起张力增加，故膀胱充盈膨胀，膀胱壁张力下降，称无张力膀胱。

2. 膀胱过度充盈时，可发生溢流性滴流，即从尿道溢出数滴尿液，称为溢流性尿失禁。

3. 支配膀胱的传出神经（盆神经）或骶段脊髓受损，排尿反射也不能发生，膀胱变得松弛扩张，大量尿液滞留在膀胱内，导致尿潴留。

4. 高位脊髓受损，骶部排尿中枢的活动不能得到高位中枢的控制，虽然脊髓排尿反射的反射弧完好，仍可出现尿失禁。这种情况主要发生在脊休克恢复后。在脊休克期，由于骶段脊髓排尿中枢处于休克状态，排尿反射消失，可发生溢流性尿失禁。

小结速览

尿
的
生
成
和
排
出

{

尿生成的
三个基本过程
{
1. 血液经肾小球毛细血管滤过形成超滤液
2. 超滤液被肾小管和集合管选择性重吸收
　　到血液
3. 肾小管和集合管的分泌，最后形成终尿
}

肾的功能解剖和肾血流量
{
1. 肾单位的构成
2. 肾血流量的特点和自身调节
}

肾小球的滤过功能
{
1. 肾小球的滤过作用：有效滤过压
2. 影响肾小球滤过的因素
}

肾小管和集合管的
物质转运功能
{
1. 肾小管和集合管中物质转运的方式
2. 肾小管和集合管中各种物质的
　　重吸收与分泌
3. 影响肾小管和集合管重吸收与
　　分泌的因素
}

尿液的浓缩和稀释
{
1. 尿液的浓缩机制
2. 尿液的稀释机制
3. 影响尿液浓缩和稀释的因素
}

尿生成的调节
{
1. 神经调节：交感神经
2. 体液调节：抗利尿激素、肾素－
　　血管紧张素－醛固酮系统
3. 尿生成调节的生理意义
}

清除率
{
1. 清除率的概念及计算方法
2. 测定清除率的意义：测定肾小球滤过率、
　　肾血浆流量等
}

尿的排放
{
1. 输尿管的运动
2. 膀胱和尿道的神经支配
3. 排尿反射
4. 排尿异常
}

第九章 感觉器官的功能

● **重点** 躯体和内脏感觉的特点。
○ **难点** 内耳耳蜗的功能，感觉系统的神经通路。
★ **考点** 眼的折光系统，外耳和中耳的功能，前庭反应。

第一节 感觉概述

感觉的产生是<u>感受器或感觉器官、神经传导通路和感觉中枢</u>三部分共同活动的结果。

一、感受器和感觉器官

感受器是指生物体内一些专门感受体内、外环境变化的结构或装置。

某些结构和功能上都高度分化的感受细胞，连同它们的附属结构，就构成了专门传递某一特定感觉类型的器官，即感觉器官。

二、感受器的一般生理特征

1. 感受器的适宜刺激。

2. 感受器的换能作用 感觉换能和动作电位发生的部位通常是分开的。

3. 感受器的编码功能。

4. **感受器的适应现象** 适应并非疲劳，因为对某一强度的刺激产生适应之后，如果再增加该刺激的强度，又可引起传入冲动的增加。

三、感觉通路中的信息编码和处理

1. 感觉通路对刺激类型的编码。

2. 感觉通路中的感受野。

3. 感觉通路对刺激强度的编码。

4. 感觉通路中的侧向抑制 侧向抑制能加大刺激中心区和周边区之间神经元兴奋程度的差别、增强感觉系统的分辨能力。它也是空间（两点）辨别的基础。

四、感觉系统的神经通路

感觉的产生包括以下部分。

1. 感受器（或感觉器官）对体内外环境刺激的感受。

2. 感受器对感觉刺激信号的换能和编码。

3. 感觉信号沿感觉传入神经通路到达大脑皮层的特定部位。

4. 中枢神经系统对感觉信号分析的处理，最终形成感觉。

第二节 躯体和内脏感觉

一、躯体感觉

1. 躯体感觉是指躯体共同皮肤及其附属的感受器接受不同的刺激，产生各种类型的感觉。

2. 躯体感觉 ①浅感觉，有触-压觉、温度觉和痛觉；②深感觉，即本体感觉，其周围突与感受器相连。

二、内脏感觉

内脏感觉是指由内脏感受器受到刺激所引起的传入冲动，

经内脏神经传至各级中枢神经系统所产生的主观感受。

（一）内脏感受器

1. 按形态结构分 游离神经末梢、神经末梢形成的缠络和环层小体。

2. 按功能分 化学感受器、机械感受器、伤害感受器和温热感受器。

（二）内脏感受器的适宜刺激

内脏感受器的适宜刺激是体内的自然刺激。

（三）内脏痛和牵涉痛

1. 内脏痛的特点

（1）定位不准确。

（2）发生缓慢，持续时间较长，常呈渐进性增强，但有时也迅速转为剧烈疼痛。

（3）中空内脏器官如胃、肠、胆囊和胆管等，这些器官上的感受器对扩张性刺激和牵拉性刺激十分敏感。

（4）常伴有情绪和自主神经活动的改变。

2. 牵涉痛 牵涉痛是指由某些内脏疾病引起的特殊远隔体表部位发生疼痛或痛觉过敏的现象。

第三节　视觉

一、眼的折光系统及其调节

（一）眼的折光系统

入眼光线在到达视网膜之前，须先后通过角膜、房水、晶状体和玻璃体 4 种折射率不同的折光体，以及各折光体的前、后表面多个屈光度不等的折射界面。

（二）眼的调节

1. 眼的近反射　眼在注视 6m 以内的近物或被视物体由远移近时，眼将发生一系列调节，其中最主要的是晶状体变凸，同时发生瞳孔缩小和视轴会聚，这一系列的调节称为眼的近反射。

（1）晶状体变凸　当眼视近物时，可反射性地引起睫状肌收缩，导致连接于晶状体囊的悬韧带松弛，晶状体因其自身的弹性而向前和向后凸出。

（2）瞳孔缩小　正常人眼的瞳孔直径可在 1.5~8.0mm 之间变动。当视近物时，可反射性地引起双眼瞳孔缩小。

（3）视轴会聚　当双眼注视某一近物或被视物由远移近时，两眼视轴向鼻侧会聚的现象。

2. 瞳孔对光反射　指瞳孔在强光照射时缩小而在光线变弱时散大的反射。

（三）眼的折光异常

折光异常	特点
近视	由于眼球前后径过长或折光系统的折光能力过强，故近处物体发出的平行光线被聚焦在视网膜的前方因而在视网膜上形成模糊的图像
远视	由于眼球前后径过短或折光系统的折光能力过弱，故远处物体发出的平行光线被聚焦在视网膜的后方，因而不能清晰地成像于视网膜上
散光	主要是由于角膜表面不同经线上的曲率不等所致

（四）房水和眼内压

充盈于眼的前、后房中的透明液体称为房水。房水具有营养角膜、晶状体及玻璃体的功能，并维持一定的眼内压。房水循环障碍时可使眼内压增高，眼内压的病理性增高称为青光眼。

二、眼的感光换能作用

（一）视网膜的结构功能

1. 视网膜通常是指具有感光功能的视部，是位于眼球壁最内层锯齿缘以后的部分，包括色素上皮层和神经层，其厚度仅0. 1～0. 5mm。

2. 视网膜的组织学分层 视网膜在组织学上可分为10层结构，即色素上皮、感光细胞、感光细胞外段、感光细胞内段、外核层、外网层、内核层、内网层、节细胞层、视神经纤维。

3. 色素上皮及其功能 色素上皮细胞内含有黑色素颗粒，后者能吸收光线，能防止光线自视网膜折返而干扰视像，也能消除来自巩膜侧的散射光线。

4. 感光细胞及其特征 感光细胞属于神经组织，人和哺乳动物视网膜中有视杆细胞和视锥细胞两种感光细胞。在形态上分为外段、内段和突触部三部分，视杆细胞的外段呈圆柱状，而视锥细胞的外段呈圆锥状。

5. 视网膜细胞的联系 两种感光细胞都通过其突触终末与双极细胞建立化学性突触联系，双极细胞再和神经节细胞建立化学性突触联系。视网膜中这种细胞的纵向联系是视觉信息传递的重要结构基础。

（二）视网膜中的感光换能系统

在人和大多数脊椎动物的视网膜中存在两种感光换能系统，即**视杆系统和视锥系统**。

视杆系统又称晚光觉或暗视觉，由视杆细胞和与它们相联系的双极细胞以及神经节细胞等组成，它们对光的敏感性较高，能在昏暗环境中感受弱光刺激而引起暗视觉，但无色觉。

视锥系统又称昼光觉或明视觉系统，由视锥细胞和与它们相联系的双极细胞以及神经节细胞等组成，它们对光的敏感性较低，只有在强光条件下才能被激活，但视物时能辨别颜色。

（三）视杆细胞的感光换能机制

1. 视紫红质的光化学反应。

2. 视杆细胞的感受器电位。

（四）视锥系统的感光换能和颜色视觉

1. 色觉学说　主要有三色学说、对比色学说。

2. 色觉障碍

（1）色盲　是一种对全部颜色或某些颜色缺乏分辨能力的色觉障碍。

（2）色弱　患者对某种颜色的识别能力较正常人稍差，即辨色能力不足。

三、颜色视觉及其产生机制

（一）视网膜的信息处理

感光细胞－双极细胞－神经节细胞构成视觉信息传递的直接通路；而水平细胞和无长突细胞分别对感光细胞－双极细胞和双极细胞－神经节细胞之间的突触传递发挥调制作用。

（二）中枢对视觉信息的分析

1. 视觉传入通路与皮层代表区　视觉通路的损伤可引起视野的缺损。

2. 中枢的视觉形成　视网膜神经节细胞轴突和外侧膝状体以及初级视皮层之间具有点对点的投射关系。

四、与视觉有关的若干生理现象

1. 视力（视敏度）　指眼对物体细小结构的分辨能力。

2. 暗适应和明适应　当人长时间在明亮环境中而突然进入暗处时，最初看不见任何东西，经过一段时间后，视觉敏感度才逐渐增高，能逐渐看见在暗处的物体，这种现象称为暗适应。当人长时间在暗处而突然进入明亮时，最初感到一片耀眼的光亮，也不能看清物体，稍等片刻后才能恢复视觉，这种现象称为明适应。

3. 视野　指用单眼固定地注视前方一点时，该眼所能看到的空间范围。

4. 视觉融合现象和视后像　用闪光重复刺激人眼，若闪光频率较低，在主观上常能分辨出彼此分开的光感；当闪光频率增加到一定程度时，主观上将产生连续光感，这一现象称为融合现象。

注视一个光源或较亮的物体，然后闭上眼睛，这时可感觉到一个光斑，其形状和大小均与该光源或物体相似，这种主观的视觉后效应称为视后像。

5. 双眼视觉和立体视觉　人和灵长类动物的双眼都在头部的前方，两眼的鼻侧视野相互重叠，因此凡落在此范围内的任何物体都能同时被两眼所见，两眼同时看某一物体时产生的视觉称为双眼视觉。

双眼视物时，主观上可产生被视物体的厚度和空间的深度或距离等感觉，称为立体视觉。

第四节　听觉

一、概述

1. 听觉器官由外耳、中耳和内耳的耳蜗组成。

2. 对于每一种频率的声波，听觉都有一个刚能引起听觉的最小强度，称为听阈。

3. 在听阈以上继续增加强度，听觉的感受也相应增强，当强度增加到某一限度时，将引起鼓膜的疼痛感觉，这一限度称为最大可听阈。

二、外耳和中耳的功能

（一）外耳的功能

1. 外耳由耳郭和外耳道组成。

2. 耳郭具有集音作用，外耳道具有传音和增压作用。

（二）中耳的功能

中耳由鼓膜、听骨链、鼓室和咽鼓管等结构组成。主要功能是将声波刺激能量准确高效地传给内耳，其中鼓膜和听骨链在传音过程中还起增压作用。

（三）声波传入内耳的途径

1. 气传导　声波经外耳道引起鼓膜振动，再经听骨链和前庭窗膜传入耳蜗，此途径称为气传导。是声音传导的主要途径。

2. 骨传导　声波直接作用于颅骨，经颅骨和耳蜗骨壁传入耳蜗，此途径称为骨传导。

三、内耳耳蜗的功能

（一）概述

1. 内耳又称迷路，位于颞骨岩部的骨质内，分为骨迷路和膜迷路。

2. 骨迷路为骨性隧道，膜迷路为膜性结构，套在骨迷路内，形状与之相似。

3. 迷路在功能上可分为耳蜗和前庭器官两部分。耳蜗的功能是将转到耳蜗的机械振动转变为听神经纤维的神经冲动。

（二）耳蜗的功能结构要点

1. 耳蜗是一条骨质的管道围绕一个骨蜗轴盘旋 $2\frac{1}{2} \sim 2\frac{3}{4}$ 周而成。

2. 耳蜗管被前庭膜和基底膜分成三个管腔，上方为前庭阶，中间为蜗管（也称中阶），下方为鼓阶。

（三）耳蜗的感音换能作用

耳蜗的作用是把传到耳蜗的机械振动转变成听神经纤维的神经冲动。在这一转变过程中，耳蜗基底膜的振动是一个关键因素。它的振动使位于它上面的毛细胞受到刺激，引起耳蜗内发生各种过渡性的电变化，最后引起位于毛细胞底部的传入神经纤维产生动作电位。

（四）耳蜗的生物电现象

1. 耳蜗内电位。

2. 耳蜗微音器电位 当耳蜗受到声音刺激时，在耳蜗及其附近结构可记录到一种与声波的频率和幅度完全一致的电位变化，称为耳蜗微音器电位。耳蜗微音器电位呈等级式反应，即其电位随着刺激强度的增加而增大。

四、听神经动作电位

可分为听神经复合动作电位和单一听神经纤维动作电位。

五、听觉传入通路和听皮层的听觉分析功能

1. 听神经传入纤维首先在同侧脑干的蜗腹侧核和蜗背侧核换元，换元后的纤维大部分交叉到对侧，至上橄榄核的外侧折向上行，形成外侧丘系，少部分不交叉，进入同侧的外侧丘系，外侧丘系的纤维直接或经下丘换元后抵达内侧膝状体，后者再

发出纤维组成听辐射，止于初级听皮层。

2. 一侧通路在外侧丘系以上损伤，不会产生明显的听觉障碍。

3. 哺乳动物的初级听皮层位于颞叶上部（41 区），在人脑则位于颞横回和颞上回（41 和 42 区）。

4. 听皮层的各个神经元能对听觉刺激的激发、持续时间、重复频率等诸参数，尤其是对声源的方向作出反应，这与视皮层神经元的某些特性具有相似之处。

第五节 平衡感觉

一、概述

内耳的前庭器官由半规管、椭圆囊和球囊组成，其主要功能是感受机体姿势和运动状态（运动觉）以及头部在空间的位置（位置觉），这些感觉合称为平衡感觉。

二、前庭器官的感受装置和适宜刺激

（一）前庭器官的感受细胞

前庭器官的感受细胞都称为毛细胞，具有类似的结构和功能。毛细胞的底部分布有感觉神经末梢。毛细胞的纤毛如下。

分类	特点
动纤毛	为最长的一条，位于一侧边缘处
静纤毛	相对较短，呈阶梯状排列

（二）前庭器官的适宜刺激和生理功能

1. 半规管 人体三对半规管所在的平面互相垂直，因此可以感受空间任何方向的角加速度运动。

2. 椭圆囊和球囊

（1）椭圆囊和球囊囊斑的适宜刺激是直线加速度运动。

（2）当人体直立而静止不动时，椭圆囊斑的平面与地面平行，位砂膜位于毛细胞纤毛的上方，而球囊斑的平面则与地面垂直，位砂膜悬于纤毛的外侧。在椭圆囊和球囊的囊斑上，几乎每个毛细胞的排列方向都不相同。

三、前庭反应

（一）前庭姿势调节反射

人在乘电梯时，由于电梯突然上升，肢体伸肌抑制使腿屈曲；电梯突然下降时，伸肌紧张使腿伸直。这些属于前庭器官的姿势反射，其意义是维持人体一定的姿势和保持身体平衡。

（二）自主神经反应

若对前庭器官的刺激过强或刺激时间较长，便会引起恶心、呕吐、眩晕和皮肤苍白等症状，称为前庭自主神经反应。前庭感受器过度敏感的人，一般的前庭刺激也会引起前庭自主神经反应，易发生晕车、晕船等现象。

（三）眼震颤

前庭反应中最特殊的是躯体旋转运动时引起的一种眼球特殊运动，称为眼震颤。眼震颤主要由半规管受刺激引起，临床上进行眼震颤试验可以判断前庭功能是否正常。

四、平衡感觉的中枢分析

1. 人体的平衡感觉主要与头部的空间方位有关。

2. 头部的空间的方位在很大程度上取决于前庭感受器的传

入信息，但视觉的提示作用也很重要。

3. 传入信息也来自关节囊本体感受器的躯体传入冲动，它提供了有关躯体不同部分的相对位置的信息。

4. 传入信息还包括皮肤的外感受器，尤其是触 - 压觉感受器的传入冲动。

5. 以上传入信息在皮层水平进行综合，成为整个躯体的连续的空间方位图像。

第六节 嗅觉和味觉

一、嗅觉感受器和嗅觉的一般性质

（一）嗅觉感受器及其适宜刺激

1. 嗅觉是人和高等动物对有气味物质的一种感觉。

2. 嗅觉感受器位于上鼻道及鼻中隔后上部的嗅上皮，两侧总面积约 $5cm^2$。嗅觉感受器的适宜刺激是空气中有气味的化学物质，即嗅质。

（二）嗅觉的一般性质

1. 嗅觉具有群体编码的特性，即一个嗅细胞可对多种嗅质发生反应，而一种嗅质又可激活多种嗅细胞。人类对不同嗅质具有不同的嗅觉阈值。

2. 适应较快。

二、味觉感受器和味觉的一般性质

（一）味觉感受器及其适宜刺激

1. 味觉是人和动物对有味道物质的一种感觉。

2. 味觉感受器是味蕾，主要分布在舌背部的表面和舌缘，少数散在于口腔和咽部黏膜表面。

3. 味毛是味觉感受的关键部位。

（二）味觉的一般性质

1. 中枢神经系统能根据不同的传入通路来区分不同的味觉。

2. 人舌不同部位的味蕾对不同味质的敏感程度存在差异。

3. 味觉强度与味质的浓度有关，浓度越高，所产生的味觉越强。味觉强度也与唾液的分泌有关。

4. 味觉的敏感度随年龄的增长而下降。

三、嗅觉和味觉的中枢分析

1. 嗅觉

（1）嗅皮层随进化而逐渐趋于缩小，在高等动物仅存在于边缘叶前底部，包括梨状区皮层的前部和杏仁的一部分。

（2）嗅信号可通过前连合从一侧脑传向另一侧。两侧嗅皮层并不对称。

（3）通过与杏仁、海马的纤维联系引起嗅觉记忆和情绪活动。

2. 味觉

（1）味觉信息的处理可能在孤束核、丘脑和味皮层等不同区域进行。

（2）味皮层位于中央后回底部（43 区），其中有些神经元仅对单一味质发生反应，有些还对别的味质或其他刺激发生反应，表现为一定程度的信息整合。

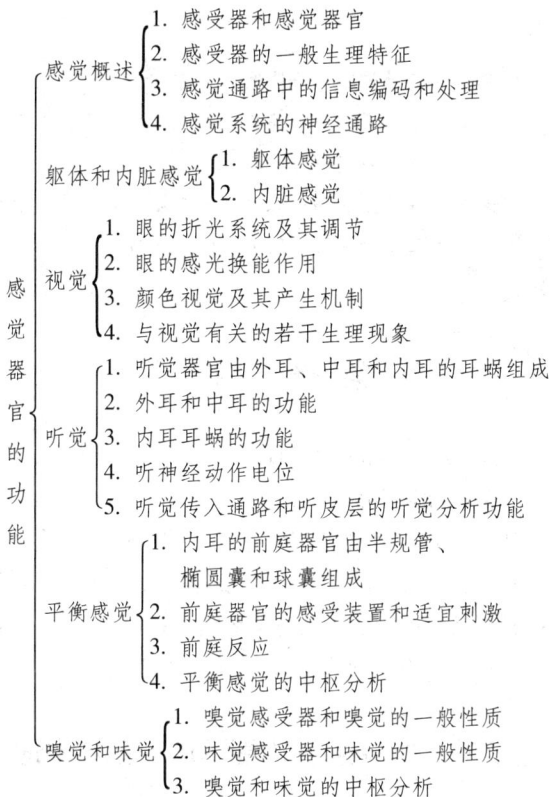

小结速览

感觉器官的功能
- 感觉概述
  1. 感受器和感觉器官
  2. 感受器的一般生理特征
  3. 感觉通路中的信息编码和处理
  4. 感觉系统的神经通路
- 躯体和内脏感觉
  1. 躯体感觉
  2. 内脏感觉
- 视觉
  1. 眼的折光系统及其调节
  2. 眼的感光换能作用
  3. 颜色视觉及其产生机制
  4. 与视觉有关的若干生理现象
- 听觉
  1. 听觉器官由外耳、中耳和内耳的耳蜗组成
  2. 外耳和中耳的功能
  3. 内耳耳蜗的功能
  4. 听神经动作电位
  5. 听觉传入通路和听皮层的听觉分析功能
- 平衡感觉
  1. 内耳的前庭器官由半规管、椭圆囊和球囊组成
  2. 前庭器官的感受装置和适宜刺激
  3. 前庭反应
  4. 平衡感觉的中枢分析
- 嗅觉和味觉
  1. 嗅觉感受器和嗅觉的一般性质
  2. 味觉感受器和味觉的一般性质
  3. 嗅觉和味觉的中枢分析

第十章 神经系统的功能

> ● **重点** 突触传递、条件反射。
> ○ **难点** 轴浆运输、感觉投射系统、神经系统对躯体运动的调控。
> ★ **考点** 神经递质和受体、乙酰胆碱的作用、大脑皮层对躯体运动的调控、睡眠与觉醒。

第一节 概述

1. 神经系统是人体最重要的调节系统，由中枢神经系统和周围神经系统两部分构成。

2. 神经系统的主要功能是指对机体内外环境的变化进行感觉和分析，并通过其传出信息的变化调控整个机体予以应对。

3. 神经系统的调节功能可分为信息接收（感觉）、处理（分析）和输出（如运动调控）三个阶段或环节。

第二节 神经系统功能活动的基本原理

一、神经元和神经胶质细胞

构成神经系统的细胞主要有神经元和神经胶质细胞两类。神经元是神经系统的基本结构和功能单位，承担神经系统的主要功能活动。

（一）神经元

1. 神经元的一般结构

（1）神经元的结构　可分为<u>胞体和突起</u>两部分，<u>突起又可</u><u>分为树突和轴突</u>。

（2）树突　多而短，逐步发出分支，愈分愈细。

（3）轴突　起始粗大的部分称始段，无髓鞘包裹。轴突的末段分成许多分支，完全无髓鞘包裹，称为神经末梢，其最末端常膨大，称为突触小扣、终扣或突触小结。

2. 神经元的主要功能　接受、整合、传导和传递信息。

3. 神经纤维及其功能

（1）兴奋传导特征

①完整性：对完整的神经纤维结构和功能的依赖性。

②互不干扰性（绝缘性）。

③双向性。

④相对不疲劳性。

（2）影响因素　不同类型的神经纤维传导兴奋的速度可因直径大小、髓鞘有无以及髓鞘厚度不同而有很大差别，还受温度等因素影响。

（3）哺乳动物周围神经纤维的分类

纤维分类		功能	相当于传入纤维的类型
A （有髓鞘）	α	本体感觉、躯体运动	Ⅰa、Ⅰb
	β	触－压觉	Ⅱ
	γ	支配梭内肌（引起收缩）	－
	δ	痛觉、温度觉、触－压觉	Ⅲ

纤维分类		功能	相当于传入纤维的类型
B（有髓鞘）		自主神经节前纤维	–
C（无髓鞘）	后根	痛觉、温度觉、触–压觉	IV
	交感	交感节后纤维	–

（4）神经纤维的轴浆运输功能　**轴突内的轴浆是经常在流动的，轴浆流动具有运输物质的作用，故称为轴浆运输**。轴浆运输可分为自胞体向轴突末梢的顺向轴浆运输（可再分为快速、慢速轴浆运输）和自末梢到胞体的逆向轴浆运输。

①快速轴浆运输

a. 主要运输具有膜结构的细胞器，如线粒体、递质囊泡和分泌颗粒等。

b. 通过一种类似于肌凝蛋白的驱动蛋白（kinesin）而实现运输。

c. 驱动蛋白具有一个杆部和两个呈球状的头部：杆部可连接被运输的细胞器；头部则构成横桥，具有 ATP 酶活性，并能与微管上的结合蛋白相结合。当一个头部结合于微管时，ATP酶被激活，横桥分解 ATP 而获能，使驱动蛋白的颈部发生扭动，另一个头部即与微管上的下一个位点结合，如此不停地交替进行，细胞器便沿着微管而被输送到轴突末梢。

②慢速轴浆运输：指随着微管和微丝等结构的不断向前延伸，轴浆的其他可溶性成分也随之向前运输。

③逆向轴浆运输：速度约为 205mm/d，由动力蛋白（dynein，也称原动蛋白）将一些物质从轴突末梢向胞体方向运输；神经生长因子通过此方式而作用于神经元胞体的；有些病毒（如狂犬病病毒）和毒素（如破伤风毒素），以及用于神经科学

实验研究的辣根过氧化酶，也可在末梢被摄取，然后被逆向运输到神经元的胞体。

4. 神经的营养性作用 神经末梢还经常释放一些营养性因子，持续调节所支配组织的代谢活动，影响其结构和功能状态，这类作用称为营养性作用。神经的营养性作用在正常情况下不易被觉察，但长期缺失则后果严重。

5. 神经营养因子 对神经元的发生、迁移、分化和凋亡等过程中起调控作用。

（二）神经胶质细胞

1. 胶质细胞的结构和功能特征

（1）胶质细胞也有突起，但无树突和轴突之分。

（2）细胞之间不形成化学性突触，但普遍存在缝隙连接。

（3）膜电位随着细胞外 K^+ 浓度而改变，但不能产生动作电位。

（4）胶质细胞终身具有分裂增殖的能力。

2. 胶质细胞的类型和功能

（1）胶质细胞分类 在中枢神经系统主要有星形胶质细胞、少突胶质细胞和小胶质细胞，在周围神经系统则有施万细胞和卫星细胞等。

（2）星形胶质细胞 脑内数量最多、功能最复杂。其主要功能：①机械支持和营养作用；②隔离和屏障作用；③迁移引导作用；④修复和增生作用；⑤免疫应答作用；⑥细胞外液中 K^+ 浓度稳定作用；⑦对某些递质和活性物质的代谢作用。

二、突触传递

突触是神经元与神经元之间、或神经与其他类型细胞之间的功能联系部位或装置。

（一）电突触传递

1. 结构基础是<u>缝隙连接</u>。

2. 电突触传递一般具有双向性、快速性等传递特点。

3. 电突触传递在成年哺乳动物的中枢神经系统内和视网膜上广泛存在，主要发生在同类神经元之间，具有促进神经元同步化活动的功能。

（二）化学性突触传递

化学性突触是以神经元所释放的化学物质为信息传递媒质（即神经递质）的突触，是最多见的类型。

1. 定向突触传递（典型例子是骨骼肌－肌接头和神经元之间经典的突触）

（1）经典的突触由<u>突触前膜、突触间隙和突触后膜</u>三部分组成。

（2）在电子显微镜下，突触前膜和突触后膜较一般神经元膜稍增厚，约 7.5nm，突触间隙宽 20 ~ 40nm。

（3）在突触前膜内侧的轴浆内，含有较多的线粒体和大量囊泡，后者称为突触小泡，其直径为 20 ~ 80 nm，内含高浓度的神经递质。

（4）不同的突触内所含突触小泡的大小和形态不完全相同。突触小泡分类如下。

类型	递质	分布
小而清亮透明的小泡	内含乙酰胆碱或氨基酸类递质	在活化区内
小而具有致密中心的小泡	内含儿茶酚胺类递质	在活化区内
大而具有致密中心的小泡	内含神经肽类递质	在突触前末梢内

（5）经典突触传递的过程

①当突触前神经元的兴奋传到神经末梢时，突触前膜去极化，当去极化达一定程度时，膜上的电压门控 Ca^{2+} 通道开放，细胞外 Ca^{2+} 进入突触前末梢内。

②Ca^{2+} 内流，轴浆内 Ca^{2+} 浓度迅速升高，触发突触囊泡的出胞。

③递质的释放量与进入神经末梢内的 Ca^{2+} 量呈正相关。如果细胞外 Ca^{2+} 浓度增高，或 Mg^{2+} 浓度降低，递质释放将增多，反之则递质释放受到抑制。

④递质释放入突触间隙后，经扩散抵达突触后膜，作用于后膜上特异性受体或化学门控通道，引起后膜对某些离子通透性的改变，使某些带电离子进出后膜，突触后膜即发生一定程度的去极化或超极化。这种发生在突触后膜上的电位变化称为突触后电位。

2. 非定向突触传递（也称非突触性化学递质）

（1）概念

①交感肾上腺素能神经元的轴突末梢有许多分支，在分支上形成串珠状的膨大结构，称为曲张体。

②曲张体外无施万细胞包裹，曲张体内含有大量小而具有致密中心的突触小泡，内含有高浓度的去甲肾上腺素；但曲张体并不与突触后成分形成经典的突触联系，而是沿着分支位于突触后成分的近旁。

③当神经冲动到达曲张体时，递质从曲张体释放出来，以扩散方式到达突触后成分上的受体，使突触后成分发生反应。

④这种模式也称为非突触性化学传递。

（2）分布

①非定向突触传递首先是在研究交感神经对平滑肌和心肌的支配方式时发现的。

②非定向突触传递也存在于中枢神经系统中。

（3）与定向突触传递相比，非定向突触传递的特点如下。

①无特定的突触后成分，作用部位较分散。

②无固定的突触间隙，因而递质扩散的远近不等，时间长短不一。

③曲张体与效应器之间的距离一般大于20nm，有的甚至可超过400nm。

④释放的递质能否产生信息传递效应，取决于靶细胞上有无相应的受体。

3. 影响定向突触传递的因素

（1）影响递质释放的因素　递质释放量主要取决于进入末梢的 Ca^{2+} 量。

（2）影响递质清除的因素　凡能影响递质重摄取和酶解代谢的因素也能影响突触传递。

（3）影响突触后膜反应性的因素　受体发生上调或下调，从而影响突触传递。

4. 兴奋性和抑制性突触后电位　根据突触后膜发生去极化或超极化，可将突触后电位分为兴奋性和抑制性突触后电位两种。根据电位时程的长短可分为快、慢突触后电位两种。

（1）兴奋性突触后电位

①突触后膜在递质作用下发生去极化，使该突触后神经元的兴奋性升高，这种电位变化称为**兴奋性突触后电位**（EPSP）。

②EPSP形成机制：兴奋性递质作用于突触后膜的相应受体，使配体门控通道（化学门控通道）开放，因此后膜对 Na^+ 和 K^+ 的通透性增大。由于 Na^+ 内流大于 K^+ 外流，故发生净的正离子内流，导致后膜出现去极化。

（2）抑制性突触后电位

①突触后膜在递质作用下发生超极化，使该突触后神经元

的兴奋性下降，这种电位变化称为**抑制性突触后电位**（IPSP）。

②产生机制：抑制性递质作用于突触后膜，使后膜上的配体门控 Cl⁻ 通道开放，引起外向电流，结果使突触后膜发生超极化。IPSP 的形成可能与突触后膜钾通道的开放或钠通道和钙通道的关闭有关。

（3）EPSP 与 IPSP

	EPSP	IPSP
突触前神经元	兴奋性神经元	抑制性中间神经元
递质的性质	兴奋性递质	抑制性递质
突触后膜离子通透性的变化	Na⁺、K⁺，尤其是 Na⁺通透性↑	Cl⁻通透性↑
突触后膜电位变化	去极化	超极化
突触后神经元兴奋性	增加	降低
在信息传递中作用	突触后神经元产生动作电位或易化	突触后神经元不容易产生动作电位

5. 动作电位在突触后神经元的产生

（1）由于一个突触后神经元常与多个突触前神经末梢构成突触，而产生的突触后电位既有 EPSP，也有 IPSP，因此，突触后神经元胞体就好比是个整合器，突触后膜上电位改变的总趋势取决于同时产生的 EPSP 和 IPSP 的代数和。当总趋势为超极化时，突触前神经元表现为抑制；而当突触后膜去极化时，则神经元的兴奋性升高，如去极化达阈电位，即可爆发动作电位。

（2）多数神经元（如运动神经元和中间神经元）在作为突触后神经元时，其动作电位首先发生在轴突始段。这是因为电压门控钠通道在该段轴突膜上密度较大，而在胞体和树突膜上则很少分布。

（3）在轴突始段爆发的动作电位，可沿轴突扩布至末梢而完成兴奋传导；也可逆向传到胞体，其意义可能在于消除细胞此次兴奋前不同程度的去极化或超极化，使其状态得到一次刷新。

6. 突触的可塑性　突触的可塑性是指突触传递的功能可发生较长时程的增强或减弱。这些改变在中枢神经元的活动中，尤其是脑的学习和记忆等高级功能中具有重要意义。突触的可塑性有以下几种形式。

（1）强直后增强

①突触前末梢在接受一短串强直性刺激后，突触后电位发生明显增强的现象称为强直后增强。持续时间为数分钟到数小时量级。

②强直后增强是一种在突触前发生的对突触效能的易化。

③短时程易化和增强的产生通常是由于强直刺激使突触前末梢轴浆内 Ca^{2+} 浓度增加，导致递质释放量增加所致。

（2）习惯化和敏感化

①习惯化：是指当重复给予较温和的刺激时，突触对刺激的反应逐渐减弱甚至消失的现象。习惯化是由突触前末梢钙通道逐渐失活，Ca^{2+} 内流减少，递质释放减少所致。

②敏感化：表现为重复出现的较强的刺激（尤其是伤害性刺激）使突触对刺激的反应性增强，传递效能增强。敏感化的产生需要在构成突触的突触前和突触后神经元之外加入第三个神经元才能完成，是一种在突触相互作用基础上对一个突触后神经元兴奋性的易化，实质上就是突触前易化。

③一般认为，习惯化和敏感化都是短时程的，但有时也可持续数小时或数周。

（3）长时程增强和长时程抑制

①长时程增强（LTP）是突触前神经元受到短时间的快速重复性刺激后，在突触后神经元快速形成的持续时间较长的突触后电位增强。

a. 它类似于强直后增强，但持续时间要长得多，最长可达数天。

b. 它的形成机制也和强直后增强不同，是由突触后神经元胞质内 Ca^{2+} 增加（而不是突触前神经元胞质内 Ca^{2+} 增加）而引起的。

c. LTP 可以在中枢许多部位，尤其在海马等与学习记忆有关的脑区发生。

②长时程压抑（LTD）则与 LTP 相反，是指突触传递效率的长时程降低。

三、神经递质和受体

（一）神经递质

1. 递质的鉴定 神经递质是指由突触前神经元合成并在末梢处释放，能特异性作用于突触后神经元或效应器细胞上的受体，并使突触后神经元或效应器细胞产生一定效应的信息传递物质。一般认为，经典的神经递质应符合或基本符合以下几个条件。

（1）突触前神经元应具有合成递质的前体和酶系统，并能合成该递质。

（2）递质储存于突触小泡内，当兴奋冲动抵达末梢时，小泡内递质被释放入突触间隙。

（3）递质释出后，在突触间隙扩散，作用于突触后膜上的特异性受体而发挥生理作用。人为施加递质至突触后神经元或效应器细胞旁，应能引起相同的生理效应。

（4）存在使该递质失活的酶或其他失活方式（如重摄取）。

（5）有特异的受体激动剂和拮抗剂，能分别模拟或阻断该递质的突触传递效应。

2. 调质的概念

（1）除递质外，神经元还能合成和释放一些化学物质，它们并不在神经元之间直接起信息传递作用，而是增强或削弱递质的信息传递效应，这类对递质信息传递起调节作用的物质称为神经调质。

（2）调质所发挥的作用则称为调制作用。

（3）由于递质在有些情况下可起调质的作用，而在另一种情况下调质也可发挥递质的作用，因此两者之间并无明确界限。

3. 递质共存

（1）有两种或两种以上的递质（包括调质）共存于同一神经元内，这种现象称为递质共存。

（2）递质共存的意义在于协调某些生理过程。

4. 递质的代谢 包括递质的合成、储存、释放、降解、再摄取和再合成等步骤。

（1）合成、储存

①乙酰胆碱和胺类递质都在有关合成酶的催化下，且多在胞质中合成，然后被摄取入突触小泡内储存。

②肽类递质则在基因调控下，通过核糖体的翻译和翻译后的酶切加工等过程而形成。

（2）释放

①突触前膜释放递质的过程称为出胞。

②Ca^{2+}的转移在这一过程中起重要作用。

（3）降解、再摄取和再合成

①递质作用于受体并产生效应后，很快即被消除。

②消除的方式主要有酶促降解和被突触前末梢重摄取

（reuptake）等。

a. 乙酰胆碱的消除依靠突触间隙中的胆碱酯酶，后者能迅速水解乙酰胆碱为胆碱和乙酸，胆碱则被重摄取回末梢内，重新用于合成新递质。

b. 去甲肾上腺素主要通过末梢的重摄取及少量通过酶解失活而被消除。

c. 肽类递质的消除主要依靠酶促降解。

（二）受体的类型和分布

受体是指细胞膜或细胞内能与某些化学物质（如递质、调质、激素等）发生特异性结合并诱发生物效应的特殊生物分子。激动剂和拮抗剂统称为配体。

配体	作用
激动剂	能与受体发生特异性结合并产生生物效应的化学物质
拮抗剂	能与受体发生特异性结合，但不产生生物效应的化学物质

1. 受体的种类和亚型

（1）目前主要以不同的天然配体进行分类和命名，如以乙酰胆碱为天然配体的胆碱能受体和以去甲肾上腺素为天然配体的肾上腺素能受体。

（2）各类受体还可进一步分出若干层次的亚型。

2. 突触前受体

（1）受体一般存在于突触后膜，但也可分布于突触前膜，分布于前膜的受体称为突触前受体。

（2）突触前受体激活后，多数起负反馈调节突触前递质释放的作用。

3. 受体的作用机制 受体在与递质发生特异性结合后被激活，然后通过一定的跨膜信号转导途径，使突触后神经元活动改变或使效应细胞产生效应。介导跨膜信号转导的受体主要有G蛋白偶联受体和离子通道型受体。

4. 受体的浓集 在与突触前膜活化区相对应的突触后膜上有成簇的受体浓集，因此此处存在受体的特异结合蛋白。

5. 受体的调节 膜受体蛋白的数量和与递质结合的亲和力在不同的生理或病理情况下均可发生改变。

（1）受体的上调

①当递质分泌不足时，受体的数量将逐渐增加，亲和力也将逐渐升高，称为受体的上调。

②有些膜受体的上调可通过膜的流动性将暂时储存于胞内膜结构上的受体蛋白表达于细胞膜上而实现。

（2）受体的下调

①当递质释放过多时，则受体的数量逐渐减少，亲和力也逐渐降低，称为受体的下调。

②有些膜受体的下调则可通过受体蛋白的内吞入胞，即受体的内化，以减少膜上受体的数量而实现。

③有些膜受体的下调是由于受体蛋白发生磷酸化而降低其反应性所致。

（三）主要神经递质及其受体

哺乳类动物神经递质和神经调质的分类如下。

分类	主要成员
胆碱类	乙酰胆碱
胺类	多巴胺、去甲肾上腺素、肾上腺素、5-羟色胺、组胺

分类	主要成员
氨基酸类	谷氨酸、门冬氨酸、甘氨酸、γ-氨基丁酸
肽类	下丘脑调节肽、血管升压素、催产素、速激肽、阿片肽、脑-肠肽、心房钠尿肽、血管活性肠肽、血管紧张素Ⅱ、降钙素基因相关肽、神经肽Y等
嘌呤类	腺苷、ATP
气体类	一氧化氮、一氧化碳
脂类	花生四烯酸及其衍生物（前列腺素等）、神经类固醇

1. 乙酰胆碱及其受体

（1）乙酰胆碱（acetylcholine，ACh） 是胆碱的乙酰酯，由胆碱和乙酰辅酶A在胆碱乙酰转移酶的催化下合成。合成在胞质中进行，然后被输送到末梢储存于突触小泡内。

（2）以ACh为递质的神经元称为胆碱能神经元 胆碱能神经元在中枢分布极为广泛，如脊髓前角运动神经元，包括其轴突发出到闰绍细胞的侧支，丘脑后部腹侧的特异性感觉投射神经元等都是胆碱能神经元，脑干网状结构上行激动系统的各个环节、纹状体、边缘系统的梨状区、杏仁核、海马等部位都含有ACh。

（3）以ACh为递质的神经纤维称为胆碱能纤维 在外周，支配骨骼肌的运动神经纤维、所有自主神经节前纤维、大多数副交感节后纤维（少数释放肽类或嘌呤类递质的纤维除外）、少数交感节后纤维，即支配多数小汗腺引起温热性发汗和支配骨骼肌血管引起防御反应性舒血管效应的纤维，都属于胆碱能纤维。

（4）能与 ACh 特异性结合的受体称为胆碱能受体。

	M 受体	N 型 ACh 门控通道
亚型	$M_{1\sim5}$	肌肉型烟碱受体、神经元型烟碱受体
类型	G 蛋白耦联受体	离子通道耦联受体
作用	心脏活动↓，支气管平滑肌、胃肠平滑肌、膀胱逼尿肌、虹膜环形肌收缩，消化腺、汗腺分泌↑，骨骼肌血管舒张	骨骼肌收缩自主神经节神经元兴奋
拮抗剂	阿托品	筒箭毒

2. 单胺类递质及其受体 单胺类递质包括NE、肾上腺素、多巴胺、5 - 羟色胺和组胺等。

（1）**去甲肾上腺素和肾上腺素及其受体**

1）激素

①去甲肾上腺素（NE）和肾上腺素（E 或 A）都属于儿茶酚胺，即含有邻苯二酚基本结构的胺类。

②合成

a. NE 的合成原料是酪氨酸，酪氨酸先在胞质内的酪氨酸羟化酶和多巴脱羧酶作用下形成多巴胺，后者进入突触小泡，由多巴胺 - β - 羟化酶催化而转变为 NE。

b. 在肾上腺髓质嗜铬细胞和部分脑干神经元内还含有苯乙醇胺氮位甲基转移酶，可将去甲肾上腺素甲基化为肾上腺素。

③分布

a. 在中枢，以 NE 为递质的神经元称为去甲肾上腺素能神经元。其胞体绝大多数位于低位脑干，尤其是中脑网状结构、脑桥的蓝斑以及延髓网状结构的腹外侧部分。

b. 在外周，尚未发现以 E 为递质的神经纤维，E 只是作为一种由肾上腺髓质合成和分泌的内分泌激素。

c. 多数交感节后纤维（除支配汗腺和骨骼肌血管的交感胆碱能纤维外）释放的递质是 NE，以 NE 为递质的神经纤维称为肾上腺素能纤维（adrellergic fiber）。

2）受体

能与 NE 结合的受体称为肾上腺素能受体（adrenergic receptor），主要分为 α 型肾上腺素能受体（简称 α 受体）和 β 型肾上腺素能受体（简称 β 受体）两种。

	α 受体	β 受体
亚型	α_1、α_2	β_1、β_2、β_3
分布与效应	心肌收缩力↑，血管、子宫平滑肌收缩，虹膜辐射状肌收缩。胃肠平滑肌舒张	血管、子宫、小肠、支气管平滑肌舒张。心肌收缩力↑，心率↑
激动剂	E > NE	E > NE
拮抗剂	酚妥拉明 α_1：哌唑嗪 α_2：育亨宾	β_1：阿替洛尔 β_2：丁氧胺

（2）多巴胺及其受体

①多巴胺（dopamine，DA）也属于儿茶酚胺类。

②多巴胺系统主要存在于中枢，包括黑质 - 纹状体、中脑 - 边缘前脑和结节 - 漏斗三条通路。

③脑内的多巴胺主要由黑质产生，沿黑质 - 纹状体投射系统分布，在纹状体储存，其中以尾核含量最多。

④多巴胺系统主要参与对躯体运动、精神情绪活动、垂体内分泌功能以及心血管活动等的调节。

（3）**5-羟色胺及其受体**

①5-羟色胺（5-HT）在血小板及胃肠道的肠嗜铬细胞和肌间神经丛浓度最高，主要涉及消化系统和血小板聚集等功能活动。

②在中枢，5-HT能纤维可上行至下丘脑、边缘系统、新皮层和小脑；也可下行到脊髓，还有一部分纤维分布在低位脑干内部，主要功能是调节痛觉、精神情绪、睡眠、体温、性行为、垂体内分泌等活动。

（4）**组胺及其受体**

①组胺能纤维到达中枢几乎所有部位。组胺的 H_1，H_2 和 H_3 受体广泛存在于中枢和周围神经系统中。

②中枢组胺系统可能与觉醒、性行为、腺垂体激素的分泌、血压、饮水和痛觉等调节有关。

3. 氨基酸类递质及其受体　主要有谷氨酸、门冬氨酸、γ-氨基丁酸和甘氨酸，前两种为兴奋性氨基酸，后两种则为抑制性氨基酸。

（1）兴奋性氨基酸类递质及其受体

①谷氨酸在中枢内分布极为广泛，以**大脑皮层**和**脊髓背侧**部分含量相对较高。

②谷氨酸受体有**促离子型受体**和**促代谢型受体** 2 种类型。

③促离子型受体通常可再分为海人藻酸（kainate，KA）受体、AMPA 受体和 NMDA 受体 3 个类型。

（2）抑制性氨基酸类递质及其受体

①γ-氨基丁酸（GABA）

a. 在大脑皮层的浅层和小脑皮层的浦肯野细胞层含量较高，也存在于纹状体-黑质纤维中。

b. GABA 受体也分为促离子型受体（$GABA_A$、$GABA_C$ 受体）

和促代谢型受体（GABA_B受体）两类，前者为 Cl⁻ 通道，激活时增加 Cl⁻ 内流，后者则通过增加 K⁺ 外流，两者都可引起突触后膜超极化而产生抑制效应。

②甘氨酸

a. 主要分布在脊髓和脑干中，脊髓中闰绍细胞轴突末梢释放的递质就是甘氨酸。

b. 甘氨酸受体也是一种 Cl⁻ 通道，可被士的宁阻断。

c. 甘氨酸也能结合于 NMDA 受体，但此时产生兴奋效应，且为谷氨酸兴奋 NMDA 受体所必需。

4. 神经肽及其受体　神经肽是指分布于神经系统的起信息传递或调节信息传递作用的肽类物质。它们可以调质、递质或激素的形式发挥作用。神经肽主要有以下几类。

（1）速激肽

①哺乳类动物的速激肽包括 P 物质、神经激肽 A、神经激肽 K、神经肽 γ、神经激肽 A（3－10）和神经激肽 B 共 6 个成员。

②P 物质

a. 在脊髓初级传入纤维中含量丰富，很可能是慢痛传入通路中第一级突触的调质。

b. 在黑质－纹状体通路中浓度也很高。

c. 在下丘脑可能起神经内分泌调节作用。

d. 在外周，P 物质可引起肠平滑肌收缩，血管舒张和血压下降等效。

（2）阿片肽　阿片肽主要包括 β－内啡肽、脑啡肽和强啡肽三类。

①β－内啡肽分布于下丘脑、丘脑、脑干、视网膜和腺垂体等处，对缓解机体应激反应具有重要作用。

②脑啡肽在纹状体、下丘脑、苍白球、杏仁核、延髓和脊髓中浓度较高。

③强啡肽在脑内的分布与脑啡肽有较多的重叠，但其浓度低于脑啡肽。

类型	作用
激活 μ 受体	可增加神经元和神经纤维的 K^+ 电导而使之超极化，产生镇痛、呼吸抑制、便秘、欣快、镇静、生长激素和催乳素分泌以及生殖细胞减数分裂等作用
激活 κ 受体	可引起钙通道关闭，产生镇痛、利尿、镇静和生殖细胞减数分裂等表现
激活 δ 受体	也可使钙通道关闭，产生镇痛效应

（3）下丘脑调节肽和神经垂体肽

①下丘脑调节腺垂体功能的肽类激素称为下丘脑调节肽。

②其中大部分激素及其受体也存在于下丘脑以外的脑区，如促甲状腺激素释放激素（TRH）和生长抑素等可在许多脑区发挥神经递质的作用，参与感觉传入、运动传出和智能活动等方面的调节。

③室旁核含有催产素和血管升压素的纤维向脑干和脊髓投射，具有调节交感和副交感神经活动的作用，并能抑制痛觉。

（4）脑-肠肽

①脑-肠肽是指在胃肠道和脑内双重分布的肽类物质，主要有缩胆囊素（CCK）、血管活性肠肽（VIP）、神经降压素、胃泌素释放肽等。

②CCK 在脑内具有抑制摄食行为等多种作用。

（5）其他　如血管紧张素Ⅱ、心房钠尿肽、降钙素基因相关肽、神经肽 Y 等均存在于许多脑区，参与中枢神经系统的调节活动。

5. 嘌呤类递质及其受体　嘌呤类递质主要有腺苷和 ATP。

（1）腺苷是中枢神经系统中的一种抑制性调质。咖啡和茶的中枢兴奋效应是由咖啡因和茶碱抑制腺苷的作用而产生的。

（2）ATP 具有广泛的突触传递效应。它在自主神经系统中常与其他递质共存和共释放，参与对血管、心肌、膀胱、肠平滑肌等的活动调节；在脑内常共存于含单胺类或氨基酸类递质的神经元中。

6. 气体分子类神经递质　一氧化氮（NO）和一氧化碳（CO）具有某些神经递质的特征。

①NO：已发现某些神经元含有一氧化氮合酶，它能使精氨酸生成 NO。NO 能直接结合并激活鸟苷酸环化酶，从而引起生物效应。

②CO：作用与 NO 相似，也能激活鸟苷酸环化酶。

7. 其他类型的内源性化学物质　也被认为是可能的递质。

四、反射活动的基本规律

（一）反射的分类

反射分为非条件反射和条件反射。

（二）反射的中枢整合

1. 反射的基本过程　感受器接受刺激，经传入神经将刺激信号传递给神经中枢，由中枢进行分析处理，然后再经传出神经，将指令传到效应器，产生效应。

2. 在整体情况下，传入冲动进入脊髓或脑干后，除在同一水平与传出部分发生联系并发出传出冲动外，还有上行冲动传导到更高级的中枢部位，进行进一步的整合；高级中枢再发出下行冲动来调整反射的传出冲动。

3. 在进行反射活动时，既有初级水平的整合活动，也有较高级水平的整合活动，在通过多级水平的整合后，反射活动更具有复杂性和适应性。

4. 中枢的活动除可通过传出神经直接控制效应器外，有时传出神经还能作用于内分泌腺，通过后者释放激素间接影响效应器活动，使内分泌调节成为神经调节的延伸部分。这种反射效应往往比较缓慢、持久，而且范围广泛。

（三）中枢神经元的联系方式

神经元依其在反射弧中的不同地位可分为传入神经元、中间神经元和传出神经元，其中以中间神经元为最多。

中枢神经元之间的联系主要有以下几种方式。

分类	作用
单线式联系	①单线式联系是指一个突触前神经元仅与一个突触后神经元发生突触联系 ②真正的单线式联系很少见，会聚程度较低的突触联系通常可被视为单线式联系
辐散式联系	①辐散式联系是指一个神经元可通过其轴突末梢分支与多个神经元形成突触联系，从而使与之相联系的许多神经元同时兴奋或抑制 ②这种联系方式在传入通路中较多见 ③在传入神经元与其他神经元发生的突触联系中主要表现为辐散式联系
聚合式联系	①定义：聚合式联系是指一个神经元可接受来自许多神经元的轴突末梢而建立突触联系，因而有可能使来源于不同神经元的兴奋和抑制在同一神经元上发生整合，导致后者兴奋或抑制 ②这种联系方式在传出通路中较为多见 ③传出神经元（如脊髓前角运动神经元）接受不同轴突来源的突触联系，主要表现为聚合式联系

续表

分类	作用
链锁式和环式联系	在中间神经元之间，由于辐散与聚合式联系同时存在而形成链锁式联系或环式联系 （1）链锁式联系：神经冲动通过链锁式联系，在空间上可扩大作用范围 （2）环式联系 ①兴奋冲动通过环式联系，或因负反馈而使活动及时终止，或因正反馈而使兴奋增强和延续 ②在环式联系中，即使最初的刺激已经停止，传出通路上冲动发放仍能继续一段时间，这种现象称为后发放或后放电

（四）局部回路神经元和局部神经元回路

1. 局部回路神经元　在中枢神经系统中，存在大量的短轴突和无轴突的神经元。这些短轴突和无轴突的神经元与长轴突的投射性神经元不同，它们并不投射到远隔部位，其轴突和树突仅在某一中枢部位内部起联系作用。这些神经元称为局部回路神经元。

2. 局部神经元回路

（1）定义

由局部回路神经元及其突起构成的神经元间相互作用的联系通路，称为局部神经元回路。

（2）有三种类型

①由多个局部回路神经元构成，如小脑皮层内的颗粒细胞、篮状细胞、星状细胞等构成的回路。

②由一个局部回路神经元构成，如脊髓闰绍细胞构成的抑制性回路。

③由局部回路神经元的部分结构构成，如嗅球颗粒细胞树突和僧帽细胞树突之间构成的交互性突触。

（五）中枢兴奋传播的特征

1. 单向传播

（1）在反射活动中，兴奋经化学性突触传递，只能向一个方向传播，即从突触前末梢传向突触后神经元。

（2）这是由于突触结构的极性所决定的，因为神经递质通常由突触前膜释放，且通常作用于后膜受体。

（3）虽然后膜也能释放一些递质，而前膜也存在突触前受体，但其作用主要为调节递质的释放，而与兴奋传递无直接关系。

（4）电突触传递由于其结构无极性，因而兴奋可双向传播。

2. 中枢延搁

（1）兴奋通过反射中枢时往往较慢，这一现象称为中枢延搁。

原因：由于兴奋经化学性突触传递时需经历前膜释放递质、递质在间隙内扩散并作用于后膜受体，以及后膜离子通道开放等多个环节，因而所需时间较长。

（2）兴奋通过一个化学性突触至少需要 0.5 毫秒，这比兴奋在同样长的神经纤维上传导要慢得多。

（3）如果反射通路上跨越的化学性突触数目越多，则兴奋传递所需的时间也越长。

（4）兴奋通过电突触传递时则无时间延搁，因而可在多个神经元的同步活动中起重要作用。

3. 兴奋的总和

（1）在反射活动中，单根神经纤维的传入冲动一般不能使中枢发出传出效应。

（2）若干神经纤维的传入冲动同时到达同一中枢，才可能产生传出效应。

（4）这是因为单根纤维传入冲动引起的 EPSP 是局部电位，

一般不能引发突触后神经元出现动作电位。

（5）若干传入纤维引起的多个 EPSP 可发生空间总和与时间总和，容易达到阈电位而爆发动作电位。

（6）如果总和未到达阈电位，此时突触后神经元虽未出现兴奋，但其兴奋性有所提高，即表现为易化。

4. 兴奋节律的改变

（1）如果测定某一反射弧的传入神经（突触前神经元）和传出神经（突触后神经元）在兴奋传递过程中的放电频率，两者往往不同。

（2）原因 突触后神经元常同时接受多个突触前神经元的信号传递，突触后神经元自身的功能状态也可能不同，并且，反射中枢常经过多个中间神经元接替，因此最后传出冲动的节律取决于各种影响因素的综合效应。

5. 后发放与反馈

（1）后发放可发生在环式联系的反射通路中。

（2）在各种神经反馈活动中，如随意运动时中枢发出的冲动到达骨骼肌引起肌肉收缩后，骨骼肌内的肌梭不断发出传入冲动，将肌肉的运动状态和被牵拉的信息传入中枢。

（3）这些反馈信息用于纠正和维持原先的反射活动，并且也是产生后发放的原因之一。

6. 对内环境变化敏感和易疲劳

（1）因为突触间隙与细胞外液相通，因此内环境理化因素的变化，如缺氧、CO_2 过多、麻醉剂以及某些药物等均可影响突触传递。

（2）用高频电脉冲连续刺激突触前神经元，突触后神经元的放电频率会逐渐降低。

（3）将同样的刺激施加于神经纤维，则神经纤维的放电频率在较长时间内不会降低。

（4）突触传递相对容易发生疲劳，其原因可能与递质的耗竭有关。

（六）中枢抑制和中枢易化

1. 突触后抑制　哺乳类动物的突触后抑制都是由抑制性中间神经元释放抑制性递质，使突触后神经元产生 IPSP，从而使突触后神经元发生抑制的。

突触后抑制有传入侧支性抑制和回返性抑制两种形式。

（1）传入侧支性抑制

①定义：传入纤维进入中枢后，一方面通过突触联系兴奋某一中枢神经元；另一方面通过侧支兴奋一抑制性中间神经元，再通过后者的活动抑制另一中枢神经元。这种抑制称为传入侧支性抑制。

②功能：这种抑制能使不同中枢之间的活动得到协调。

（2）回返性抑制

①中枢神经元兴奋时，传出冲动沿轴突外传，同时又经轴突侧支兴奋一个抑制性中间神经元，后者释放抑制性递质，反过来抑制原先发生兴奋的神经元及同一中枢的其他神经元。这种抑制称为回返性抑制。

②意义：及时终止运动神经元的活动，或使同一中枢内许多神经元的活动同步化。

2. 突触前抑制

（1）突触前抑制　脊神经后根感觉神经纤维的轴突末梢 A 与脊髓内第一级感觉上行投射神经元 C 构成轴突－胞体式突触；后角内中间神经元的轴突末梢 B 与末梢 A 构成轴突－轴突式突触，但与神经元 C 不直接形成突触。

①若仅兴奋末梢 A，则引起神经元 C 产生一定大小的 EPSP。

②若仅兴奋末梢 B，则神经元 C 不发生反应。

③若末梢 B 先兴奋，一定时间后末梢 A 兴奋，则神经元 C 产生的 EPSP 将明显减小。

（2）突触前抑制在中枢内广泛存在，尤其多见于感觉传入通路中，对调节感觉传入活动具有重要意义。

3. 突触后易化

（1）突触后易化表现为 EPSP 的总和。

（2）由于突触后膜的去极化，使膜电位靠近阈电位水平，如果在此基础上再出现一个刺激，就较容易达到阈电位而爆发动作电位。

4. 突触前易化

（1）突触前易化与突触前抑制具有同样的结构基础。

（2）如果末梢 B 预先兴奋使到达末梢 A 的动作电位时程延长，则 Ca^{2+} 通道开放的时间延长，因此进入末梢 A 的 Ca^{2+} 数量增多，末梢 A 释放递质增多，最终使运动神经元的 EPSP 增大，即产生突触前易化。

第三节　神经系统的感觉分析

一、中枢对躯体感觉的分析

（一）躯体感觉的传导通路

1. 特点　①3 个神经元接替完成；②触 – 压觉、痛温觉先交叉后上行，精细触觉和本体感觉先上行；③后交叉后索传递精细的触 – 压觉，脊髓丘脑前束传递粗略的触 – 压觉。

2. 丘脑的核团

（1）第一类细胞群（统称为特异感觉阶梯核）　后腹核、内侧膝状体、外侧膝状体，接受二级感觉纤维，投射到感觉区。

（2）第二类细胞群（统称为联络核）　前核、外侧腹核、枕核等，接受感觉接替核和其他皮层下中枢的纤维，投射到大脑皮层的特定区域。

（3）第三类细胞群（统称为髓板内核群）　中央中核、束旁核、中央外侧核，经多突出换元后，弥散得投射到整个大脑皮层。

3. 感觉投射系统

	特异投射系统	非特异投射系统
传导通路	由3个神经元接替（特殊感觉由3个以上神经元接替）。各种感觉有各自特定的传导通路	由多个神经元接替。感觉传导束侧支与脑干网状结构神经元发生突触联系并反复换元。是不同感觉上传的共同通路
丘脑核团	感觉接替核特异投射系统	髓板内核群非特异投射系统
皮层投射部位和特点	特定感觉区，有点对点投射关系。主要终止在第4层，形成轴－胞型突触	广泛区域，无点对点投射关系。终止在皮层各层形成轴－树型突触
生理功能	产生特定感觉，并激发大脑皮层发出传出冲动	不产生特定感觉，可维持和改变大脑皮层兴奋状态

（二）躯体感觉的皮层代表区及感觉信息处理

躯体感觉神经上传的感觉信息经丘脑后腹核中继后，由特异投射系统所投射的大脑皮层的特定区域称为躯体感觉代表区。主要包括体表感觉区和本体感觉区。

1. 体表感觉代表区及感觉信息处理

（1）第一感觉区　位于中央后回，具有以下特点。

①躯干和四肢部分的感觉为交叉性投射。

②体表感觉皮层的投射区域的大小主要取决于其感觉分辨的精细程度，而非躯体感受区域的面积，分辨越精细的部位代表区越大，如拇指、示指和嘴唇的代表区。相反，躯干的代表区却很小。

③体表不同区域在中央后回的投射区域具有一定的分野，且总体安排是倒置的。

（2）第二感觉区　位于大脑外侧沟的上壁，由中央后回底部延伸到脑岛的区域。

2. 本体感觉的皮层代表区（即运动区）。

3. 躯体痛觉的信息处理　躯体痛觉的感觉传入除了向第一和第二感觉区投射外，许多痛觉纤维经非特异投射系统到大脑皮层的广泛区域。

二、中枢对内脏感觉的分析

（一）内脏感觉的传导通路

内脏感觉的传入神经为自主神经，包括交感神经和副交感神经的感觉传入。

（二）内脏感觉代表区及内脏痛觉信息处理

1. 内脏的感觉主要是痛觉。

2. 内脏痛的感觉分发生于各个中枢水平。

第四节　神经系统对躯体运动的调控

一、运动的中枢调控功能概述

（一）运动的分类

1. 反射运动。

2. 随意运动。

3. 节律性运动。

（二）运动调控的基市结构和功能

大脑皮层联络区、基底神经节和皮层小脑居于最高水平，负责运动的总体策划；运动皮层和脊髓小脑居于中间水平，负责运动的协调、组织和实施；而脑干和脊髓处于最低水平，负责运动的执行。

二、脊髓对躯体运动的调控作用

（一）脊髓休克

1. 脊休克是指人和动物在脊髓与高位中枢之间离断后反射活动能力暂时丧失而进入无反应状态的现象。

2. 脊休克说明脊髓具有完成某些反射的能力，脊髓休克恢复后，通常是伸肌反射减弱而屈肌反射增强，说明高位中枢平时具有易化伸肌反射和抑制屈肌反射的作用。

（二）脊髓前角运动神经元与运动单位

1. 脊髓运动神经元　在脊髓前角存在大量运动神经元，即 α、β 和 γ 运动神经元。

（1）**α 运动神经元**

①躯体运动反射的最后公路：脊髓 α 运动神经元和脑运动神经元接受来自躯干四肢和头面部皮肤、肌肉和关节等处的外周传入信息，也接受从脑干到大脑皮层各级高位中枢的下传信息，产生一定的反射传出冲动，直达所支配的骨骼肌，因此它们是躯体运动反射的最后公路。

②会聚到运动神经元的各种神经冲动可能起以下作用

a. 引发随意运动。

b. 调节姿势，为运动提供一个合适而又稳定的背景或基础。

c. 协调不同肌群的活动，使运动得以平稳和精确地进行。

（2）γ运动神经元

①γ运动神经元的轴突末梢也以乙酰胆碱为递质，它支配骨骼肌的梭内肌纤维。

②γ运动神经元兴奋性较高，常以较高的频率持续放电，其主要功能是调节肌梭对牵张刺激的敏感性。

2. 运动单位

（1）一个脊髓α运动神经元或脑干运动神经元及其所支配的全部肌纤维所构成的一个功能单位，称为运动单位（motorunit）。

（2）运动单位的大小可有很大的差别，同一个运动单位的肌纤维，可以和其他运动单位的肌纤维交叉分布，使其所占有的空间范围比该单位肌纤维截面积的总和大 10 ~ 30 倍。

（3）即使只有少数运动神经元活动，在肌肉收缩所产生的张力也是均匀的。

（三）脊髓对姿势反射的调节

中枢神经系统可通过调节骨骼肌的紧张度或产生相应的运动，以保持或改正身体在空间的姿势，这种反射活动称为姿势反射。在脊髓水平能完成的姿势反射有对侧伸肌反射、牵张反射、节间反射等。

1. 屈肌反射与对侧伸肌反射

分类	作用
屈肌反射	①脊动物在其皮肤受到伤害性刺激时，受刺激一侧肢体关节的屈肌收缩而伸肌弛缓，肢体屈曲，称为屈肌反射 ②具有保护性意义，但不属于姿势反射

续表

分类	作用
对侧伸肌反射	①如果加大刺激强度，则可在同侧肢体发生屈肌反射的基础上出现对侧肢体伸肌的反射活动，称为对侧伸肌反射 ②是一种姿势反射，在保持躯体平衡中具有重要意义

2. 牵张反射 牵张反射是指骨骼肌受外力牵拉时引起受牵拉的同一肌肉收缩的反射活动。牵张反射有腱反射和肌紧张两种类型。

（1）牵张反射的感受器

①肌梭腱反射和肌紧张的感受器是肌梭。

②肌梭的外层为一结缔组织囊，囊外的一般肌纤维则称为梭外肌纤维。肌梭与梭外肌纤维呈并联关系。

③囊内所含的肌纤维称为梭内肌纤维，梭内肌纤维的收缩成分位于纤维两端，而感受装置位于中间部，肌梭与梭内肌纤维呈串联关系。梭内肌纤维分核袋纤维和核链纤维两类。

④肌梭的传入神经纤维有Ⅰa和Ⅱ类纤维两类，前者之末梢呈螺旋形缠绕于核袋纤维和核链纤维的感受装置部位；后者之末梢呈花枝状，主要分布于核链纤维的感受装置部位。两类纤维都终止于脊髓前角的α运动神经元。Ⅰa和Ⅱ类纤维的传入冲动进入脊髓后，除产生牵张反射外，还通过侧支和中间神经元接替上传到小脑和大脑皮层感觉区。核链纤维上Ⅱ类纤维的功能可能与本体感觉的传入有关。

⑤α运动神经元

a. α运动神经元发出α传出纤维支配梭外肌纤维。

b. 当肌肉受外力牵拉时，梭内肌感受装置被动拉长，使螺旋形末梢发生变形而导致Ⅰa类纤维的传入冲动增加，神经冲动的频率与肌梭被牵拉程度成正比，肌梭的传入冲动引起支配同一肌肉的 α 运动神经元活动和梭外肌收缩，从而形成一次牵张反射反应。

⑥γ 运动神经元

a. γ 运动神经元发出的 γ 传出纤维支配梭内肌纤维，其末梢有两种：一种为板状末梢，支配核袋纤维；另一种为蔓状末梢，支配核链纤维。

b. 刺激 γ 传出纤维并不能直接引起肌肉收缩，因为梭内肌收缩的强度不足以使整块肌肉缩短；但 γ 传出纤维的活动可使梭内肌收缩，从而牵拉核袋感受装置部分，并引起Ⅰa 类传入纤维放电，再导致肌肉收缩，所以 γ 传出放电增加可增加肌梭的敏感性。

c. 在整体情况下，γ 传出在很大程度上还受到来自许多高位中枢的下行传导通路的调节，通过调节和改变肌梭的敏感性和躯体不同部位的牵张反射的阈值，以适应控制姿势的需要。

（2）牵张反射的类型

①腱反射

a. 腱反射是指快速牵拉肌腱时发生的牵张反射。如膝反射、跟腱反射。

b. 腱反射的效应器主要是收缩较快的快肌纤维。完成一次腱反射兴奋通过中枢的传播时间仅约 0.7 毫秒，仅为一次突触传递所需的时间，可见腱反射是单突触反射。

②肌紧张

a. 肌紧张是指缓慢持续牵拉肌腱时发生的牵张反射，其表现为受牵拉的肌肉发生紧张性收缩，阻止被拉长。

b. 肌紧张的效应器主要是收缩较为慢的慢肌纤维。是维持躯体姿势最基本的反射活动，是姿势反射的基础。

腱反射与肌紧张的区别如下。

	腱反射	肌紧张
接受刺激	快速短暂的牵拉	缓慢持久的牵拉（重力作用）
收缩特点	快肌纤维同步性快速收缩，易疲劳	慢肌纤维持续性交替收缩，不易疲劳
反射弧特点	单突触反射	多突触反射
生理意义	辅助诊断疾病	是姿势反射的基础

（3）腱器官及反牵张反射

①在肌腱胶原纤维之间还有另一种牵张感受装置，称为腱器官。它与梭外肌纤维呈串联关系，其传入神经是Ⅰb类纤维。

②肌肉受牵拉时，肌梭首先兴奋而引起受牵拉肌肉的收缩；若牵拉力量进一步加大，则可兴奋腱器官而抑制牵张反射，从而避免肌肉被过度牵拉而受损，这种由腱器官兴奋引起的牵张反射抑制，称为反牵张反射。

3. 节间反射 节间反射是指脊髓一个节段神经元发出的轴突与邻近节段的神经元发生联系，通过上下节段之间神经元的协同活动所发生的反射活动，如在脊动物恢复后期刺激腰背皮肤引起后肢发生的搔爬反射。

4. 牵张反射与反牵张反射的区别

	牵张反射		反牵张反射
感受器	肌梭		腱器官
传入纤维	Ⅰa、Ⅱ		Ⅰb
感受器与肌纤维关系	"并联"		"串联"

	牵张反射	反牵张反射
感受性	长度感受器	张力感受器
反射中枢结构	单突触直达前角 α 运动神经元	双突触，通过抑制性间神经元
反射效应	兴奋 α 运动神经元	抑制 α 运动神经元

三、脑干对肌紧张和姿势的调控

（一）脑干对肌紧张的调控

1. 脑干网状结构抑制区和易化区

（1）网状结构中存在抑制或加强肌紧张及肌运动的区域，前者称为**抑制区**，位于延髓网状结构腹内侧部分；后者称为**易化区**，包括延髓网状结构背外侧部分、脑桥被盖、中脑中央灰质及被盖；也包括脑干以外的下丘脑和丘脑中线核群等部位。与抑制区相比，易化区的活动较强，在肌紧张的平衡调节中略占优势。

（2）除脑干外，大脑皮层运动区、纹状体、小脑前叶蚓部等区域也有抑制肌紧张的作用；而前庭核、小脑前叶两侧部等部位则有易化肌紧张的作用。

2. 去大脑僵直

（1）去大脑僵直现象 在中脑上、下丘之间切断脑干后，动物出现抗重力肌（伸肌）的肌紧张亢进，表现为四肢伸直，坚硬如柱，头尾昂起，脊柱挺硬，这一现象称为去大脑僵直。去大脑僵直是一种增强的牵张反射。

（2）去大脑僵直的机制 去大脑僵直是在脊髓牵张反射的基础上发展起来的，是一种过强的牵张反射。是由于切断了大脑皮层和纹状体等部位与网状结构的功能联系，造成易化区活动明显占优势的结果。

人类在某些疾病中也出现类似去大脑僵直现象，当蝶鞍上囊肿引起皮层与皮层下失去联系时，可出现明显的下肢伸肌僵直及上肢的半屈状态，称为去皮层僵直，这也是抗重力肌紧张增强的表现。

（3）去大脑僵直的类型　从牵张反射的原理分析，去大脑僵直的产生机制有两种：α 僵直和 γ 僵直。

①前者是由于高位中枢的下行性作用直接或间接通过脊髓中间神经元提高仪运动神经元的活动而出现的僵直；而后者是高位中枢的下行性作用首先提高 γ 运动神经元的活动，使肌梭的传入冲动增多，转而增强 γ 运动神经元的活动而出现的僵直。

②在猫中脑上、下丘之间切断造成去大脑僵直时，如切断动物腰骶部后根以消除肌梭传入的影响，则可使后肢僵直消失，说明经典的去大脑僵直主要属于 γ 僵直。

③如果在上述切断后根的去大脑猫，进一步切除小脑前叶，能使僵直再次出现，这种僵直属于 α 僵直，因为此时后根已切断，γ 僵直已不可能发生。

④α 僵直主要是通过前庭脊髓束而实现的。

⑤γ 僵直则主要是通过网状脊髓束而实现的，因为当刺激完整动物网状结构易化区时，肌梭传入冲动增加，由于肌梭传入冲动的增加可以反映梭内肌纤维的收缩加强，因此认为，当易化区活动增强时，下行冲动首先改变 γ 运动神经元的活动。

（二）脑干对姿势的调控

脑干参与的姿势反射有状态反射、翻正反射等。

四、基底神经节对躯体运动的调控

（一）基底神经节的纤维联系

1. 基底神经节与大脑皮层之间的神经回路

（1）**直接通路**　是指新纹状体直接向苍白球内侧部的投射路径。

（2）**间接通路**　是指新纹状体先后经过苍白球外侧部和丘脑底核中继后间接到达苍白球内侧部的投射路径。

2. 黑质－纹状体投射系统　多巴胺能纤维末梢释放的多巴胺通过激活 D_1 受体可增强直接通路的活动，而通过激活 D_2 受体则抑制其传出神经元活动从而抑制间接通路的作用。

（二）基底神经节的功能

1. 参与运动的策划和程序编制。

2. 参与肌紧张的调节及本体感受传入冲动信息的处理过程。

3. 参与自主神经的调节、感觉传入、心理行为和学习记忆等功能活动。

（三）与基底神经节损伤有关的疾病

1. 帕金森病（又称震颤麻痹）

（1）**主要表现**　全身肌紧张增高，肌肉强直，随意运动减少，动作缓慢，面部表情呆板，常伴有静止性震颤。

（2）**产生原因**　由于黑质多巴胺能神经元变性。

（3）临床上给予多巴胺的前体左旋多巴能明显改善帕金森病患者的症状，应用 M 受体拮抗剂东莨菪碱或苯海索等也能改善帕金森病的症状。

2. 亨廷顿病（又称舞蹈病）

（1）**主要表现**　不自主的上肢和头部的舞蹈样动作，伴肌张力降低等症状。

（2）**产生原因** 新纹状体发生病变。

（3）临床上用利血平耗竭多巴胺可缓解其症状。

五、小脑对躯体运动的调控

1. 小脑是大脑皮层下与皮层构成回路的又一重要脑区，它不仅与大脑皮层形成神经回路，还与脑干及脊髓有大量的纤维联系，在维持身体平衡、调节肌紧张、协调和形成随意运动中起重要作用。

2. 根据小脑的传入、传出纤维联系，可将小脑分为前庭小脑、脊髓小脑和皮层小脑三个功能部分。

六、大脑皮层对躯体运动的调控

（一）大脑皮层的运动区

1. 主要运动区

（1）皮层运动区包括中央前回（4区）和运动前区（6区），是控制躯体运动最重要的区域。

（2）它们接受本体感觉冲动，感受躯体的姿势和躯体各部分在空间的位置及运动状态，并根据机体的需要和意愿调整和控制全身的运动。

（3）运动区的功能特征

①对躯体运动的调节为交叉性支配，即一侧皮层支配对侧躯体的肌肉。但在头面部，除下部面肌和舌肌主要受对侧支配外，其余部分均为双侧性支配。因此，一侧内囊损伤会产生对侧下部面肌及舌肌麻痹，但头面部多数肌肉活动仍基本正常。

②具有精细的功能定位，运动愈精细愈复杂的肌肉，其皮层代表区的面积愈大。如手和五指以及发声部位所占皮层面积很大，而躯干所占面积则很小。

③运动区定位从上到下的安排是倒置的，即下肢的代表区在皮层顶部，膝关节以下肌肉的代表区在半球内侧面；上肢肌肉的代表区在中间部；而头面部肌肉的代表区在底部，但头面部代表区在皮层的安排仍是正立的。

（4）运动区的前后安排　躯干和近端肢体的代表区在前部（6区）；远端肢体的代表区在后部（4区）；手指、足趾、唇和舌的肌肉的代表区在中央沟前缘。

（5）运动前区（6区）　包括运动前皮层和运动辅助区，前者位于6区的外侧部，后者位于6区的内侧部。电刺激运动前区一般引起双侧性的运动反应；破坏该区可使双手协调性动作难以完成，复杂动作变得笨拙。

2. 其他运动区

①第一感觉区以及后顶叶皮层也与运动有关。

②皮层脊髓束和皮层脑干束中约31%的纤维来自中央前回；约29%的纤维来自运动前区和运动辅助区；约40%的纤维来自后顶叶皮层（5、7区）和第一感觉区。

③在大脑皮层运动区也可见到类似感觉区的纵向柱状排列，从而组成运动皮层的基本功能单位，称为运动柱。一个运动柱可控制同一关节几块肌肉的活动，而一块肌肉可接受几个运动柱的控制。

（二）运动传出通路

1. 皮层脊髓束和皮层脑干束

①由皮层发出，经内囊、脑干下行到达脊髓前角运动神经元的传导束，称为皮层脊髓束。

②由皮层发出，经内囊到达脑干内各脑神经运动神经元的传导束，称为皮层脑干束。

2. 运动传出通路损伤时的表现

①皮层脊髓束和皮层脑干束作为发动随意运动的初级通路，

是在进化过程中逐渐发展起来的。在人和灵长类动物，该系统的损伤才会导致明显的运动缺陷。另一方面，损伤皮层脊髓前束后，由于近端肌肉失去神经控制，躯体平衡的维持、行走和攀登均发生困难。

②运动传导通路损伤后，在临床上常出现柔软性麻痹（软瘫）和痉挛性麻痹（硬瘫）两种表现。两者都有随意运动的丧失，但**前者伴有牵张反射减退或消失**；而**后者则伴有牵张反射亢进**。

③单纯损伤皮层脊髓束和皮层脑干束时可能仅出现软瘫，当合并损伤姿势调节通路后才出现硬瘫。

④在人类，损伤皮层脊髓侧束后将出现**巴宾斯基征阳性体征**，即以钝物划足跖外侧时出现踇趾背屈和其他四趾外展呈扇形散开的体征。平时脊髓在高位中枢控制下，这一原始反射被抑制而不表现出来。婴儿因皮层脊髓束发育尚不完全，成人在深睡或麻醉状态下，都可出现巴宾斯基征阳性。临床上常用此体征来检查皮层脊髓侧束功能是否正常。

⑤运动传导通路常分为锥体系和锥体外系两个系统。前者是指皮层脊髓束和皮层脑干束；后者则为锥体系以外所有控制脊髓运动神经元活动的下行通路。

（三）大脑皮层对姿势的调节

大脑皮层对姿势反射也有调节作用。皮层与皮层下失去联系时可出现明显的去皮层僵直。在去皮层动物中可观察到两类姿势反应受到严重损害，即**跳跃反应**和**放置反应**。

1. 跳跃反应 是指动物（如猫）在站立时受到外力推动而产生的跳跃运动，其生理意义是保持四肢的正常位置，以维持躯体平衡。

2. 放置反应 是指动物将腿牢固地放置在一支持物体表面的反应。这两个姿势反应的整合需要大脑皮层的参与。

第五节 神经系统对内脏活动、本能行为和情绪的调节

一、自主神经系统

（一）自主神经的结构特征

1. 自主神经由**节前神经元**和**节后神经元**组成。

2. 节前神经元的胞体位于中枢内，它发出的神经纤维称为节前纤维，到达自主神经节内并换元，节后神经元发出的神经纤维称为节后纤维，支配相应的效应器官。

3. 节前纤维属 B 类纤维，传导速度较快；节后纤维属 C 类纤维，传导速度较慢。

4. 交感神经节离效应器官较远，因此节前纤维短而节后纤维长；副交感神经节通常位于效应器官壁内，因此节前纤维长而节后纤维短。

5. 交感神经起自脊髓胸腰段灰质的侧角，兴奋时产生的效应较广泛；而副交感神经起自脑干的脑神经核和脊髓骶段灰质相当于侧角的部位，兴奋时的效应相对比较局限。

（二）自主神经系统的功能

1. 自主神经系统的功能主要在于调节心肌、平滑肌和腺体（消化腺、汗腺、部分内分泌腺）的活动，其调节功能是通过不同的递质和受体系统实现的。

2. 交感和副交感神经的主要递质和受体是乙酰胆碱和去甲肾上腺素及其相应的受体。

3. 除了胆碱能和肾上腺素能系统外，自主神经系统内还存在肽类和嘌呤类递质及相应的受体。

自主神经系统胆碱能和肾上腺素能受体的分布及其生理功能如下。

效应器	胆碱能神经		肾上腺素能神经	
	受体	效应	受体	效应
自主神经节	N_1	神经节的兴奋传递	—	—
眼				
虹膜环状肌	M	收缩（缩瞳）	—	—
虹膜辐射状肌	—	—	α_1	收缩（扩瞳）
睫状体肌	M	收缩（视近物）	β_2	舒张（视远物）
心				
窦房结	M	心率减慢	β_1	心率加快
房室传导系统	M	传导减慢	β_1	传导加快
心肌	M	收缩力减弱	β_1	收缩力增强
血管				
冠状血管	M	舒张	α_1 β_2	收缩 舒张（为主）
皮肤黏膜血管	M	舒张	α_1	收缩
骨骼肌血管	M	舒张	α_1 β_2	收缩 舒张（为主）
腹腔内脏血管	—	—	α_1 β_2	收缩（为主） 舒张
唾液腺血管	M	舒张	α_1	收缩
支气管				
平滑肌	M	收缩	β_2	舒张
腺体	M	促进分泌	α_1 β_2	抑制分泌 促进分泌
胃肠				
胃平滑肌	M	收缩	β_2	舒张

续表

效应器	胆碱能神经		肾上腺素能神经	
	受体	效应	受体	效应
小肠平滑肌	M	收缩	α_2	舒张
			β_2	舒张
括约肌	M	舒张	α_1	收缩
腺体	M	促进分泌	α_2	抑制分泌
胆囊和胆道	M	收缩	β_2	舒张
膀胱				
逼尿肌	M	收缩	β_2	舒张
三角区和括约肌	M	舒张	α_1	收缩
输尿管平滑肌	M	收缩	α_1	收缩
子宫平滑肌	M	可变	α_1	收缩（有孕）
			β_2	舒张（无孕）
皮肤				
汗腺	M	促进温热性发汗	α_1	促进精神性发汗
竖毛肌	—	—	α_1	收缩
唾液腺	M	分泌大量稀薄唾液	α_1	分泌少量黏稠唾液
代谢				
糖酵解	—	—	β_2	加强
脂肪分解	—	—	B_3	加强

（三）自主神经系统的功能特征

1. 紧张性活动

（1）自主神经对效应器的支配一般表现为紧张性作用。

（2）这可通过切断神经后观察它所支配的器官活动是否发生改变而得到证实。

①如切断心迷走神经后，心率即加快；切断心交感神经后，心率则减慢。

②又如，切断支配虹膜的副交感神经后，瞳孔即散大；而切断其交感神经，瞳孔则缩小。

（3）一般认为，自主神经的紧张性来源于中枢，而中枢的紧张性则源于神经反射和体液因素等多种原因。

2. 双重神经支配

（1）许多组织器官都受交感和副交感神经的双重支配，两者的作用往往相互拮抗。

（2）有时两者对某一器官的作用也有一致的方面。

3. 受效应器所处功能状态的影响　自主神经的外周性作用与效应器本身的功能状态有关。

4. 对整体生理功能调节的意义

（1）在环境急骤变化的情况下，交感神经系统可以动员机体许多器官的潜在功能以适应环境的急剧变化。

（2）副交感神经系统的活动相对比较局限。整个副交感神经系统活动的主要意义，在于保护机体、休整恢复、促进消化、积蓄能量以及加强排泄和生殖功能等方面。

二、中枢对内脏活动的调节

（一）脊髓对内脏活动的调节

1. 脊髓对内脏活动的调节是初级的，基本的血管张力反射、发汗反射、排尿反射、阴茎勃起反射等活动可在脊髓完成，但平时这些反射活动受高位中枢的控制。

2. 脊髓断离的患者在脊休克过去后，由平卧位转成直立位时常会感到头痛，因为此时体位性血压反射的调节功能很差，外周血管阻力不能及时发生适应性改变。

3. 截瘫患者虽有一定的反射性排尿能力，但排尿不受意识控制，且排尿也不完全。

（二）低位脑干对内脏活动的调节

1. 由延髓发出的自主神经纤维支配头面部所有腺体、心、支气管、喉、食管、胃、胰腺、肝和小肠等，同时，脑干网状结构中存在许多与内脏活动调节有关的神经元，其下行纤维支配脊髓，调节脊髓的自主神经功能。

2. 许多基本生命现象（如循环、呼吸等）的反射调节在延髓水平已能初步完成，因此，延髓有"生命中枢"之称。

（三）下丘脑对内脏活动的调节

1. 自主神经系统活动调节 下丘脑通过其传出纤维到达脑干和脊髓，改变自主神经系统节前神经元的紧张性，从而调控多种内脏功能。

2. 体温调节

（1）在哺乳类动物，间脑以上水平切除大脑皮层，其体温基本能保持相对稳定；如在下丘脑以下部位横切脑干，动物则不能维持其体温。

（2）已知视前区－下丘脑前部存在着温度敏感神经元，它们既能感受所在部位的温度变化，也能对传入的温度信息进行整合。

（3）当该处温度超过或低于体温调定点（正常时约为36.8℃）水平时，即可通过调节散热和产热活动，使体温能保持稳定。

3. 水平衡调节

（1）毁损下丘脑可导致动物烦渴与多尿，说明下丘脑能调节水的摄入与排出，从而维持机体的水平衡。

（2）下丘脑控制摄水的区域与控制血管升压素分泌的核团在功能上相互联系，两者协同调节水平衡。

4. 对腺垂体和神经垂体激素分泌的调节　下丘脑通过垂体门脉系统和下丘脑－垂体束调节腺垂体和神经垂体内分泌激素的合成、贮存和分泌，间接影响内脏功能。

5. 生物节律控制　下丘脑视交叉上核是哺乳动物控制日节律的关键部位，其主要作用是使内源性日节律适应外界环境的昼夜节律，并使体内各组织器官的节律与视交叉上核的节律同步化，其机制与调控松果体合成和分泌褪黑素有关。

（四）大脑皮层对内脏活动的调节

1. 边缘叶和边缘系统

（1）大脑半球内侧面皮层与脑干连接部和胼胝体旁的环周结构，被称为**边缘叶**，其中最内圈的海马、穹窿等为古皮层；较外圈的扣带回、海马回等为旧皮层。

（2）边缘叶连同与其密切联系的岛叶、颞极、眶回等皮层，以及杏仁核、隔区、下丘脑、丘脑前核等皮层下结构，统称为**边缘系统**。

（3）边缘系统对内脏活动的调节作用复杂而多变。

2. 新皮层

（1）新皮层是指在系统发生上出现较晚、分化程度最高的大脑半球外侧面结构。

（2）电刺激动物的新皮层，除能引起躯体运动外，也能引致内脏活动的改变。

（3）新皮层是调控内脏活动的高级中枢。

三、本能行为和情绪的神经基础

（一）本能行为

1. 摄食行为

（1）摄食行为是动物维持个体生存的基本活动。

（2）下丘脑外侧区内存在一个摄食中枢，下丘脑腹内侧核内存在一个饱中枢。

（3）摄食中枢和饱中枢之间可能存在交互抑制的关系。

（4）杏仁核也参与摄食行为的调节，杏仁核基底外侧核群能易化下丘脑饱中枢并抑制摄食中枢的活动。

（5）刺激隔区也可易化饱中枢和抑制摄食中枢的活动。

2. 饮水行为

（1）人类和高等动物的饮水行为是通过渴觉而引起的。

（2）引起渴觉的主要因素是**血浆晶体渗透压升高**和**细胞外液量明显减少**。前者通过刺激下丘脑前部的脑渗透压感受器而起作用；后者则主要由肾素－血管紧张素系统所介导。

（3）低血容量能刺激肾素分泌增加，血液中血管紧张素Ⅱ的含量因此而增高，血管紧张素Ⅱ能作用于间脑的特殊感受区穹窿下器（SFO）和终板血管器（OVLT），这两个区域都属于室周器，该处血－脑屏障较薄弱，血液中的血管紧张素Ⅱ能够达到这些区域而引起渴觉。

（4）在人类，饮水常常是习惯性的行为，不一定由渴觉引起。

3. 性行为

（1）性行为是动物和人类维持种系生存的基本活动。

（2）性器官受交感神经、副交感神经和躯体神经支配，中枢神经系统在不同水平对性行为进行调控。性交由一系列的反射在脊髓水平初步整合，但伴随它的行为和情绪成分则受到下丘脑、边缘系统和大脑皮层的调控。大脑皮层对性行为具有很强的控制作用。

（3）在各种性刺激信号的作用下，大脑皮层兴奋，并将信息传递到皮层下中枢，引起一系列的性兴奋反应。

（二）情绪

1. 恐惧和发怒

（1）动物在**恐惧**（fear）时<u>表现为出汗、瞳孔扩大、蜷缩、左右探头和企图逃跑</u>；而在**发怒**（rage）时则常<u>表现出攻击行为</u>。

（2）恐惧和发怒是一种本能的防御反应，也称为格斗－逃避反应。

（3）**假怒**　在间脑水平以上切除大脑的猫，只要给予微弱的刺激，就能激发强烈的防御反应，通常表现为张牙舞爪的模样，好像正常猫在进行搏斗时的表现，这一现象称为假怒。

（4）下丘脑内存在防御反应区，主要位于近中线的腹内侧区。

①在清醒动物，电刺激该区可引发防御性行为。

②电刺激下丘脑外侧区也可引起动物出现攻击行为，电刺激下丘脑背侧区则出现逃避行为。

③人类下丘脑发生疾病时也往往伴随出现不正常的情绪活动。

（5）脑内参与情绪调节的其他结构。

①电刺激中脑中央灰质背侧部也能引起防御反应。

②刺激杏仁核外侧部，动物出现恐惧和逃避反应。

③刺激杏仁核内侧部和尾侧部，则出现攻击行为。

2. 愉快和痛苦

（1）**愉快**是一种积极的情绪，通常由那些能够满足机体需要的刺激所引起，如在饥饿时得到美味的食物；而**痛苦**则是一种消极的情绪，一般是由伤害躯体和精神的刺激或因渴望得到的需求不能得到满足而产生的，如严重创伤、饥饿和寒冷等。

（2）自我刺激

①在动物实验中，预先于脑内埋藏一刺激电极，并让动物学会自己操纵开关而进行脑刺激，这种实验方法称为**自我刺激**。

②如果将刺激电极置于大鼠脑内从下丘脑到中脑被盖的近中线部分，只要动物无意中有过一次自我刺激的体验后，就会一遍又一遍地进行自我刺激，很快发展到长时间连续的自我刺激。表明刺激这些脑区能引起动物的自我满足和愉快。这些脑区被称为**奖赏系统或趋向系统**。

（3）如果置电极于大鼠下丘脑后部的外侧部分、中脑的背侧和内嗅皮层等部位，则无意中的一次自我刺激将使动物出现退缩、回避等表现，且以后不再进行自我刺激。表明刺激这些脑区可使动物感到嫌恶和痛苦，因此称这些脑区为**惩罚系统或回避系统**。

3. 焦虑和抑郁 焦虑的强度与现实的威胁程度相一致，并随现实威胁的消失而消失，因而具有适应性意义。

（三）情绪生理反应

情绪生理反应是指在情绪活动中伴随发生的一系列生理变化。它主要由自主神经系统和内分泌系统活动的改变而引起。

1. 自主神经系统功能活动的改变

（1）多数情况下表现为交感神经系统活动的相对亢进。

①在动物发动防御反应时，可出现骨骼肌血管舒张、皮肤和内脏血管收缩，血压升高和心率加快等交感活动的改变。

②这些变化可使各器官的血流量得到重新分配，使骨骼肌获得充足的血液供应。

（2）在某些情况下，情绪生理反应也可表现为副交感神经系统活动的相对亢进。

①食物性刺激可增强消化液分泌和胃肠道运动。

②性兴奋时生殖器官血管舒张。

③悲伤时则表现为流泪等。

2. 内分泌系统功能活动的改变 涉及的激素种类很多。

（1）在创伤、疼痛等原因引起应激而出现痛苦、恐惧和焦虑等的情绪生理反应中，血中促肾上腺皮质激素和肾上腺糖皮质激素浓度明显升高，肾上腺素、去甲肾上腺素、甲状腺激素、生长激素和催乳素等浓度也升高。

（2）情绪波动时往往出现性激素分泌紊乱，并引起育龄期女性月经失调和性周期紊乱。

（四）动机和成瘾

1. 动机 脑内奖赏系统和惩罚系统在激发和抑制行为的动机方面具有重要的意义。

（1）几乎所有的行为都在某种程度上与奖赏或惩罚有一定的关系。

（2）一定的行为常常是通过减弱或阻止不愉快的情绪，并且通过奖赏的作用而激励的。

2. 成瘾 泛指不能自制并不顾其消极后果地反复将某种物品摄入体内。

第六节 脑电活动以及睡眠与觉醒

一、脑电活动

（一）自发脑电活动

在头皮表面记录到的自发脑电活动称为脑电图（EEG）。

1. 脑电图的波形 根据自发脑电活动的频率，可将脑电波分为 α、β、θ 和 δ 等波形。

脑电波	频率 （Hz）	幅度 （μV）	常见部位	出现条件
α	8 ~ 13	20 ~ 100	枕叶	成人安静、闭眼、清醒时
β	14 ~ 30	5 ~ 20	额叶、顶叶	成人活动时
θ	4 ~ 7	100 ~ 150	颞叶、顶叶	少年正常脑电，或成人困倦时
δ	0.5 ~ 3	20 ~ 200	颞叶、枕叶	婴幼儿正常脑电，或成人熟睡时

（1）α波 是成年人安静时的主要脑电波，在枕叶皮层最为显著。

（2）β波 则为新皮层紧张活动时的脑电波，在额叶和顶叶较显著。有时，β波可重合于α波之上。

（3）α波常表现为波幅由小变大、再由大变小反复变化的梭形波。α波在清醒、安静并闭眼时出现，睁开眼睛或接受其他刺激时，立即消失而呈现快波（β波），这一现象称为α波阻断。

2. 脑电波的变动

（1）θ波可见于成年人困倦时。

（2）δ波则常见于成年人睡眠时，以及极度疲劳或麻醉状态下。

（3）在幼儿，一般常见到θ样波形，青春期开始时才出现成人型α波。

（4）在觉醒并专注于某一事时，常可见一种频率较β波更高的γ波，其频率为30 ~ 80Hz，波幅范围不定；而在睡眠时还可出现一些波形较为特殊的正常脑电波，如驼峰波、σ波、λ波、κ-复合波等。

（5）癫痫

①临床上，癫痫患者或皮层有占位病变（如脑瘤等）的患者，其脑电波可出现棘波、尖波、棘慢综合波，见下表。

波形	频率	幅度	特点
棘波	高于12.5Hz	50～150μV	升支和降支均极陡峭
尖波	5～12.5Hz	100～200μV	升支极陡，波峰较钝，降支较缓
棘慢综合波	在棘波后紧随一个慢波或次序相反，慢波频率为2～5Hz，波幅为100～200μV		

②利用脑电波改变的特点，并结合临床资料，用于肿瘤发生部位或癫痫等疾病的判断。

3. 脑电波形成的机制

（1）脑电波是由大量神经元同步发生的突触后电位经总和后形成的。

（2）因为锥体细胞在皮层排列整齐，其顶树突相互平行而垂直于皮层表面，因此其同步电活动易发生总和而形成较强的电场，从而改变皮层表面的电位。

（3）大量皮层神经元的同步电活动则依赖于皮层与丘脑之间的交互作用，一定的同步节律的非特异性投射系统的活动，可促进皮层电活动的同步化。

（二）皮层诱发电位

1. 诱发方式　皮层诱发电位可通过刺激感受器、感觉神经或感觉传导途径的任何一点而引出。

2. 分类 常见的皮层诱发电位有<u>躯体感觉诱发电位</u>、<u>听觉诱发电位</u>和<u>视觉诱发电位</u>等。

3. 反应形式 各种诱发电位均有其一定的反应形式，躯体感觉诱发电位一般可区分出<u>主反应</u>、<u>次反应</u>和<u>后发放</u>三个成分。

（1）主反应

①主反应为一先正后负的电位变化，在大脑皮层的投射有特定的中心区。

②主反应出现在一定的潜伏期之后，即与刺激有锁时关系，潜伏期的长短决定于刺激部位离皮层的距离、神经纤维的传导速度和所经过的突触数目等因素。

（2）次反应是跟随主反应之后的扩散性续发反应，可见于皮层的广泛区域，即在大脑皮层无中心区，与刺激亦无锁时关系。

（3）后发放则为在主反应和次反应之后的一系列正相周期性电位波动。

4. 记录

（1）在一般生理情况下，由于皮层诱发电位常出现在自发脑电活动的背景上，因此较难分辨；但由于主反应与刺激具有锁时关系，而诱发电位的其他成分和自发脑电均无此关系，因此运用计算机将电位变化叠加和平均处理后，能使主反应突显出来，而其他成分则互相抵消。

（2）利用记录诱发电位的方法，有助于了解各种感觉投射的定位。

（3）诱发电位也可在颅外头皮上记录到，临床上用测定诱发电位的方法对神经损伤部位的诊断具有一定价值。

二、睡眠与觉醒

（一）睡眠的两种状态及生理意义

1. 非快动眼睡眠（NREM） 又称慢波睡眠（SWS）、同步化睡眠。

（1）根据脑电波的特点，可将 NREM 睡眠分为四个时期。

分期	特征
入睡期 （Ⅰ期）	特征是低幅 θ 波和 β 波，频率比觉醒时稍低，脑电波趋于平坦
浅睡期 （Ⅱ期）	特征是在 θ 波的背景上呈现睡眠梭形波（即 σ 波，是 α 波的变异，频率稍快，幅度稍低）和若干 κ - 复合波（是 δ 波和 σ 波的复合）
中度睡眠期 （Ⅲ期）	特征是出现高幅（>75μV）δ 波
深度睡眠期 （Ⅳ期）	呈现连续的高幅 δ 波，数量超过 50%

（2）慢波睡眠为正常人所必需

①一般成年人持续觉醒 15~16 小时，便可称为睡眠剥夺，此时极易转为睡眠状态。

②长期睡眠剥夺后，如果任其自然睡眠，则慢波睡眠，尤其是深度睡眠将明显增加，以补偿前阶段的睡眠不足。

③在慢波睡眠中，机体的耗氧量下降，但脑的耗氧量不变；同时，腺垂体分泌生长激素明显增多。

④慢波睡眠有利于促进生长和体力恢复。

（3）睡眠不是脑的活动的简单抑制，而是一个主动过程。现已观察到以下脑区与慢波睡眠有关。

①位于下丘脑后部、丘脑髓板内核群邻旁区和丘脑前核的间脑区域。

②位于脑干尾端的网状结构，有人称之为上行抑制系统（ascending inhibitory system），对以上两个脑区施以低频电刺激

可引起慢波睡眠，而高频电刺激则引起觉醒。

③位于视前区和 Broca 斜带区的基底前脑，对此脑区无论施加低频或高频刺激，均可引起慢波睡眠的发生。

（4）关于神经递质和其他化学物质在慢波睡眠发生中所起的作用，有人认为，在人类脑内 5 – HT 可抑制睡眠，而腺苷、前列腺素 D_2（PGD_2）则可促进睡眠。

2. 快动眼睡眠（REM）　又称快波睡眠（FWS）、异相睡眠。

（1）异相睡眠不分期，其脑电波呈不规则的 β 波，与觉醒时很难区别。

（2）其表现与慢波睡眠相比，各种感觉进一步减退，以致唤醒阈提高，骨骼肌反射和肌紧张进一步减弱，肌肉几乎完全松弛，可有间断的阵发性表现，如眼球快速运动、部分躯体抽动、血压升高、心率加快、呼吸加快而不规则等。此外，做梦是异相睡眠期间的特征之一。

（3）异相睡眠也为正常人所必需

①如果受试者连续几夜在睡眠过程中一出现异相睡眠就被唤醒，则受试者将变得容易激动。

②然后任其自然睡眠，则异相睡眠同样出现补偿性增加。在这种情况下，觉醒状态可直接进入异相睡眠，而不需经过慢波睡眠阶段。

③异相睡眠中，脑的耗氧量增加，脑血流量增多，脑内蛋白质合成加快，但生长激素分泌减少。

④异相睡眠与幼儿神经系统的成熟有密切的关系，可能有利于建立新的突触联系，促进学习记忆和精力恢复。

⑤异相睡眠期间会出现间断的阵发性表现，这可能与某些疾病易于在夜间发作有关，如心绞痛、哮喘、阻塞性肺气肿缺氧发作等。

（4）异相睡眠的调节

①脑桥－外侧膝状体－枕叶锋电位（PGO）

a. 异相睡眠的产生，可能与起自脑桥被盖外侧区胆碱能神经元，并在脑桥网状结构、外侧膝状体和视皮层记录到的一种脑桥－外侧膝状体－枕叶锋电位，即 PGO 锋电位（ponto–geni-culo–occipital spike）有关。

b. PGO 锋电位是异相睡眠的启动因素，因为它与快速眼球运动几乎同时出现，在觉醒时和慢波睡眠中相对处于静止状态或明显减少，而在异相睡眠中显著增强。

②蓝斑核的去甲肾上腺素能神经元和中缝背核的 5－羟色胺神经元既能启动和维持觉醒，也可终止 REM 睡眠，因而称为 REM 睡眠关闭（REM–off）神经元，它们在觉醒时放电频率较高，在转为 NREM 睡眠时放电明显减少，而转为 REM 睡眠时则放电停止。

（二）觉醒与睡眠的产生机制

1. 与觉醒有关的脑区

（1）脑干网状结构具有上行唤醒作用，因此称为网状结构上行激动系统。上行激动系统主要通过非特异性感觉投射系统而到达大脑皮层。由于网状结构内神经元的高度聚合和复杂的网络联系，以及非特异投射系统的多突触传递和在皮层广泛区域的弥散性投射，使上行激动系统失去传导各种感觉的特异性快波。

（2）大脑皮层的感觉运动区、额叶、眶回、扣带回、颞上回、海马、杏仁核、下丘脑等脑区也可通过下行纤维兴奋网状结构。

（3）行为觉醒的维持可能与黑质多巴胺能系统的功能有关。

2. 与睡眠有关的脑区

（1）促进非快动眼睡眠的脑区　最重要的是视前区腹外

侧部。

（2）促进快动眼睡眠的脑区 位于脑桥头端被盖外侧区的胆碱能神经元在 REM 睡眠的启动中起重要作用，这些神经元称为 REM 睡眠启动神经元。

3. 调节觉醒与睡眠的内源性物质

（1）腺苷。

（2）前列腺素 D_2。

（3）生长激素。

（4）此外，一些细胞因子也参与睡眠的调节，如白细胞介素 – 1、干扰素和肿瘤坏死因子等均可增加 NREM 睡眠。另外，还发现多种促眠因子。

第七节　脑的高级功能

一、学习和记忆

（一）学习的形式

1. 非联合型学习

（1）非联合型学习不需要在刺激和反应之间形成某种明确的联系。

（2）不同形式的刺激使突触活动发生习惯化、敏感化等可塑性改变，就属于这种类型的学习。

2. 联合型学习

（1）概述

①联合型学习是在时间上很接近的两个事件重复地发生，最后在脑内逐渐形成联系，如条件反射的建立和消退。

②巴甫洛夫把反射分为非条件反射和条件反射两类。

分类	特征
非条件反射	指在生来就有、数量有限、比较固定和形式低级的反射活动 是人和动物在长期的种系发展中形成的，对于个体和种系的生存具有重要意义
条件反射	为通过后天学习和训练而形成的高级的反射活动 是人和动物在个体的生活过程中，按照所处的生活条件，在非条件反射的基础上不断建立起来的，其数量是无限的，可以建立，也可消退

（2）经典条件反射

①条件反射的建立

a. 在巴甫洛夫的经典动物实验中，给狗以食物，可引起唾液分泌，这是非条件反射，食物就是非条件刺激。

b. 条件反射就是由条件刺激与非条件刺激在时间上的结合而建立起来的。这个过程称为强化。

c. 非条件刺激若不能激动奖赏系统或惩罚系统，条件反射将很难建立；如果非条件刺激能通过这两个系统引起愉快或痛苦的情绪活动，则条件反射就比较容易建立。

②条件反射的消退

a. 在上述经典条件反射建立后，如果多次只给予条件刺激（铃声），而不用非条件刺激（喂食）强化，条件反射（唾液分泌）就会减弱，最后完全消失。这称为条件反射的消退。

b. 条件反射的消退不是条件反射的简单丧失，而是中枢把原先引起兴奋性效应的信号转变为产生抑制性效应的信号。

（3）操作式条件反射

①训练动物建立这种条件反射时，是给动物一定的刺激，要求动物对该刺激作出的反应是执行和完成一定的操

作。先训练动物学会踩动杠杆而得到食物的操作。然后，以灯光或其他信号作为条件刺激，建立条件反射，即在出现某种信号后，动物必须踩杠杆才能得到食物，所以称为操作式条件反射。

②得到食物是一种奖赏性刺激，因此这种操作式条件反射是一种趋向性条件反射。

③如果预先在食物中注入一种不影响食物的色香味但动物食用后会发生呕吐或其他不适的药物，则动物在多次强化训练后，再见到信号就不再踩动杠杆。这种由于得到惩罚而产生的抑制性条件反射，称为回避性条件反射。

（二）记忆的形式

1. 陈述性记忆和非陈述性记忆

（1）陈述性记忆

①它与觉知或意识有关，依赖于记忆在海马、内侧颞叶及其他脑区内的滞留时间。

②陈述性记忆还可分为情景式记忆和语义式记忆。前者是记忆一件具体事物或一个场面；后者则为记忆文字和语言等。

（2）非陈述性记忆

①它和觉知或意识无关，也不涉及记忆在海马的滞留时间，如某些技巧性的动作、习惯性的行为和条件反射等。

②这两种记忆形式可以转化，如在学习骑自行车的过程中需对某些情景有陈述性记忆，一旦学会后，就成为一种技巧性动作，由陈述性记忆转变为非陈述性记忆。

2. 短时程记忆和长时程记忆

（1）短时程记忆 短时程记忆的保留时间仅几秒钟到几分钟，其长短仅满足于完成某项极为简单的工作，如打电话时的拨号，拨完后记忆随即消失。

（2）长时程记忆 长时程记忆的信息量相当大，保留时间可持续几天到数年，有些内容，如与自己和最接近的人密切相关的信息，可终生保持记忆。

（三）人类的记忆过程和遗忘

1. 人类的记忆过程

人类的记忆过程可以细分为四个阶段，即<u>感觉性记忆、第一级记忆、第二级记忆和第三级记忆</u>。前两个阶段相当于上述的短时程记忆，后两个阶段相当于长时程记忆。

（1）感觉性记忆

1）感觉性记忆是指通过感觉系统获得信息后，首先在脑的感觉区内储存的阶段，这个阶段一般不超过1秒钟，如果未经处理，就会很快消失。

2）如果在这阶段把那些不连续的、先后进来的信息整合成新的连续的印象，即可转入第一级记忆。这种转移一般有两条途径。

①将感觉性记忆资料变成能口头表达的符号，如语言符号，这是最常见的。

②非口头表达性途径，机制尚不清楚，但它必然是幼儿学习所必须采取的途径。

（2）第一级记忆　信息在第一级记忆中的停留时间仍很短，平均约几秒钟。通过反复学习运用，信息便在第一级记忆中循环，从而延长信息在第一级记忆中的停留时间，这样就使信息容易转入第二级记忆之中。

（3）第二级记忆

1）第二级记忆是一个大而持久的储存系统。

2）发生在第二级记忆内的遗忘似乎是由于被先前的或后来的信息干扰所致，这种干扰分别称为前活动性干扰和后活动性干扰。

（4）第三级记忆　有些记忆的痕迹，如自己的名字和每天都在进行操作的手艺等，通过长年累月的运用，是不易遗忘的，这一类记忆储存在第三级记忆中。

2. 遗忘

（1）遗忘是指部分或完全失去回忆和再认的能力。

（2）遗忘是一种正常的生理现象。遗忘在学习后就开始，最初遗忘的速率很快，以后逐渐减慢。

（3）产生遗忘的原因一是条件刺激长久不予强化所引起的消退抑制；二是后来的信息的干扰。

（4）临床上将疾病情况下发生的遗忘称为记忆缺失或遗忘症，可分为顺行性遗忘症和逆行性遗忘症两类。

1）顺行性遗忘症表现为不能保留新近获得的信息，多见于慢性酒精中毒，其发生机制可能由于信息不能从第一级记忆转入第二级记忆。

2）逆行性遗忘症表现为不能回忆脑功能障碍发生之前一段时间内的经历，多见于脑震荡，其发生机制可能是第二级记忆发生了紊乱，而第三级记忆却未受影响。

（四）学习和记忆的机制

1. 参与学习和记忆的脑区　学习和记忆在脑内有一定的功能定位。目前已知，与记忆功能有密切关系的脑内结构有大脑皮层联络区、海马及其邻近结构、杏仁核、丘脑和脑干网状结构等。

（1）大脑皮层联络区　大脑皮层联络区是指感觉区、运动区以外的广大新皮层区，它接受来自多方面的信息，通过区内广泛的纤维联系，可对信息进行加工、处理，成为记忆的最后储存区域。

①破坏联络区的不同部分，可引起各种选择性的遗忘症（包括各种失语症和失用症），而电刺激清醒的癫痫患者颞叶皮层外侧表面，能诱发对往事的回忆；刺激颞上回，患者

似乎听到了以往曾听过的音乐演奏，甚至还似乎看到乐队的影像。

②顶叶皮层可能储存有关地点的影像记忆。

③额叶皮层在短时程记忆中起重要作用。

（2）海马及其邻近结构

①海马与学习记忆有关。

②如损伤海马、穹窿、下丘脑乳头体或乳头体丘脑束及其邻近结构，可引起近期记忆功能的丧失。

③与近期记忆有关的神经结构是海马回路（hippocampal circuit）。海马通过穹窿与下丘脑乳头体相连，再通过乳头体–丘脑束抵达丘脑前核，后者发出纤维投射到扣带回，扣带回则发出纤维又回到海马。

（3）其他脑区

①丘脑的损伤也可引起记忆丧失，但主要引起顺行性遗忘，而对已经形成的久远记忆影响较小。

②杏仁核参与和情绪有关的记忆，主要是通过对海马活动的控制而实现的。

2. 突触的可塑性

（1）对突触可塑性的研究发现，突触发生习惯化和敏感化的改变，以及长时程增强的现象存在于中枢神经系统的许多区域，尤其在海马等与学习、记忆有关的脑区内。

（2）突触的可塑性改变可能是学习和记忆的神经生理学基础。

3. 脑内蛋白质和递质的合成

（1）从神经生物化学的角度看，较长时性的记忆必然与脑内的物质代谢有关，尤其是与脑内蛋白质的合成有关。蛋白质的合成和基因的激活通常发生在从短时程记忆开始到长时程记忆的建立这段时间里。

（2）中枢递质与学习记忆活动也有关

①拟胆碱药（毒扁豆碱），可加强记忆活动，而抗胆碱能药（东莨菪碱）则使学习记忆减退。

②用利血平耗竭脑内儿茶酚胺，可破坏学习记忆过程。

③γ-氨基丁酸可加快学习过程，在海马齿状回注入血管升压素也可增强记忆，而注入催产素则使记忆减退。

④一定量的脑啡肽可使动物学习过程遭受破坏，而纳洛酮则可增强记忆。

⑤老年人血液中垂体后叶激素的含量减少，将血管升压素喷入鼻腔可提高记忆效率。

⑥用血管升压素治疗遗忘症也收到一定的效果。

二、语言和其他认知功能

（一）大脑皮层语言功能的一侧优势

1. 人类两侧大脑半球的功能是不对等的

（1）在主要使用右手的成年人，语言活动功能主要由左侧大脑皮层管理，而与右侧皮层无明显关系。左侧皮层在语言活动功能上占优势，故称为**优势半球**。这种一侧优势的现象仅出现于人类。

（2）右侧半球也有其特殊的重要功能，它在非语词性的认知功能上占优势，如对空间的辨认、深度知觉、触-压觉认识、图像视觉认识、音乐欣赏分辨等。

2. 一侧优势概念 是指人脑的高级功能向一侧半球集中的现象，左侧半球在语词活动功能上占优势，右侧半球在非语词性认知功能上占优势。这种优势是相对的，因为左侧半球也有一定的非语词性认知功能，右侧半球也有一定的简单的语词活动功能。

(二) 大脑皮层的语言中枢

人类左侧大脑皮层一定区域的损伤可引起各种特殊的语言活动功能障碍。

1. 流畅失语症 由 Wernicke 区受损所致，有两种不同表现。

(1) 一种是患者说话正常，有时说话过度，但所说的话中充满了杂乱语和自创词，患者也不能理解别人说话和书写的含义。

(2) 另一种流畅失语症是有条件的，患者说话相当好，也能很好理解别人的说话，但对部分词不能很好组织或想不起来。这种失语症称为传导失语症 (conduction aphasia)。

2. 运动失语症 由 Broca 区受损引起。患者可以看懂文字和听懂别人的谈话，却不会说话，不能用语词来口头表达自己的思想，而与发音有关的肌肉并不麻痹。

3. 失写症 因损伤额中回后部接近中央前回的手部代表区所致。患者可以听懂别人说话，看懂文字，自己也会说话，但不会书写，手部的其他运动也不受影响。

4. 感觉失语症 由颞上回后部的损伤所致。

(1) 患者可以讲话及书写，也能看懂文字，但听不懂别人的谈话。

(2) 患者并非听不到别人的发音，而是听不懂谈话的含义，好像听到听不懂的外国语一样。

5. 失读症 由角回受损所造成。

(1) 患者看不懂文字的含义，但视觉和其他语言功能（包括书写、说话和听懂别人谈话等）均健全。

(2) 损害局限于左颞极的患者不能回想起某些地名和人名，而回想起动词和形容词的能力却都正常。

小结速览

神经系统的功能
├─ 概述
│　├─ 1. 神经系统由中枢神经系统和周围神经系统组成
│　├─ 2. 神经系统的主要功能
│　└─ 3. 神经系统的功能调节
│
├─ 神经系统功能活动的基本原理
│　├─ 1. 神经元和神经胶质细胞
│　├─ 2. 突触传递：①电突触传递；②化学性突触传递
│　├─ 3. 神经递质和受体
│　└─ 4. 反射活动的基本规律
│
├─ 神经系统的感觉分析
│　├─ 1. 中枢对躯体感觉的分析
│　└─ 2. 中枢对内脏感觉的分析
│
├─ 神经系统对躯体运动的调控
│　├─ 1. 运动的中枢调控功能
│　├─ 2. 脊髓对躯体运动的调控：运动、姿势反射等
│　├─ 3. 脑干对肌紧张和姿势的调控
│　├─ 4. 基底神经节对躯体运动的调控：帕金森病等
│　├─ 5. 小脑对躯体运动的调控
│　└─ 6. 大脑皮层对躯体运动的调控
│
├─ 神经系统对内脏活动、本能行为和情绪的调节
│　├─ 1. 自主神经系统的结构与功能
│　├─ 2. 中枢对内脏活动的调节
│　└─ 3. 本能行为和情绪的神经基础
│
├─ 脑电活动以及睡眠与觉醒
│　├─ 1. 脑电活动：脑电波、皮层诱发电位
│　└─ 2. 睡眠与觉醒
│
└─ 脑的高级功能
　　├─ 1. 学习与记忆
　　└─ 2. 语言和其他认知功能

第十一章 内分泌

> ● **重点** 胰岛素与胰高血糖素的生物作用、分泌调节。
> ○ **难点** 甲状腺激素的合成与代谢。
> ★ **考点** 生长激素、抗利尿激素。

第一节 内分泌与激素

一、内分泌与激素

（一）内分泌

内分泌是指腺细胞将所产生的物质，即激素直接分泌到体液中，并以血液等体液为媒介对靶细胞产生调节效应的一种分泌形式，而具有这种功能的细胞称为内分泌细胞。

激素是由内分泌腺或散在内分泌细胞所分泌的高效能生物活性物质，是细胞与细胞之间信息传递的化学媒介。

（二）内分泌系统

1. 内分泌系统由经典的内分泌腺与能产生激素的功能器官及组织共同构成，是发布信息整合机体功能的调节系统。

2. 激素对机体整体功能的调节作用 可归纳为维持机体稳态、调节新陈代谢、促进生长发育、调节生殖过程。

二、激素的化学性质

（一）胺类激素

多为氨基酸的衍生物，生成过程比较简单。属于儿茶酚胺的肾上腺素等由酪氨酸经酶修饰而成；甲状腺激素为由甲状腺蛋白分子裂解而来的含碘酪氨酸缩合物；褪黑素以色氨酸为原料合成。儿茶酚胺类激素水溶性强，半衰期通常只有 2～3 分钟。

（二）肽和蛋白质类激素

这类激素种类繁多，分布广泛。多肽和蛋白质类激素属于亲水激素，在血液中主要以游离的形式存在。

（三）脂类激素

1. 类固醇激素 这类激素 6 个家族的典型代表是孕酮、醛固酮、皮质醇、睾酮、雌二醇和胆钙化醇。

2. 廿烷酸类 包括由花生四烯酸转化而成的前列腺素、血栓素类和白细胞三烯类。

三、激素的作用机制

（一）概述

激素对靶细胞产生调节作用主要经历以下环节：①受体识别；②信号传导；③细胞反应。

（二）靶细胞的激素受休

激素受体位于靶细胞膜或细胞内，以分离获得的激素受体都是大分子蛋白质。激素对靶细胞作用的实质就是通过与相应受体结合，启动靶细胞内一系列信号转导程序，最终改变细胞的活动状态，引起该细胞固有的生物效应。

（三）激素受体介导的作用机制

1. 膜受体介导的作用机制　根据膜受体蛋白质分子跨膜次数可分为七次跨膜受体和单次跨膜受体，前者主要指 G 蛋白耦联受体，后者则包括酪氨酸激酶型受体、酪氨酸激酶相关受体和鸟苷酸环化酶型受体等。膜受体与激素结合，激活后相继通过细胞内不同的信号通路产生调节效应。

2. 胞内受体介导的作用机制　有些激素无须膜受体介导，它们可进入细胞与胞内受体结合成复合物，直接充当介导靶细胞效应的信使，如类固醇激素和甲状腺激素等。

（四）激素作用的终止

1. 完善的激素分泌调节系统能使内分泌细胞适时终止分泌激素。

2. 激素与受体分离，其下游的一系列信号转导过程也随之终止。

3. 通过控制细胞内吞处理。

4. 通过控制细胞内某些酶活性的增强。

5. 激素在肝肾等器官和血液循环中被降解为无活性的形式。

四、激素作用的一般特征

（一）相对特异性作用

1. 激素作用的特异性

（1）激素被释放入血后，可到达全身各个部位，与各种组织细胞广泛接触，但它对组织和细胞是有选择性地发挥调节作用的，如促甲状腺激素只作用于甲状腺，而促肾上腺皮质激素只作用于肾上腺皮质，这种选择性称为**激素作用的特异性**。

（2）有些激素的作用比较广泛，没有特定的靶腺，如生长素、甲状腺激素等，可作用于几乎全身各部位的细胞。

（3）激素作用的特异性是与靶细胞上存在能与该激素发生特异性结合的受体有关的。

2. 激素受体

（1）激素受体是指靶细胞上能识别并专一性地与某种激素结合，继而引起各种生物效应的功能蛋白质。

（2）受体与激素的结合具有高亲和力、可逆性和饱和性的特征。

（3）激素受体按其在细胞中的位置分类

①细胞膜受体存在于细胞膜上，主要与含氮激素（甲状腺激素除外）结合，然后经 G 蛋白介导，调节细胞内效应器酶的活性，引起生物效应。

②细胞内受体可分为胞质受体与核受体，可与类固醇激素结合，进而调节基因转录过程。

（4）受体也与其他蛋白质一样，处于不断合成与降解的动态平衡之中，受体的数量及其与激素结合的亲和力均可受生理和病理因素的影响。

（5）通过激素受体调节，可使受体的数量及亲和力与激素的分泌量相适应，以调节靶细胞对激素的敏感性和反应强度。

（二）信使作用

1. 内分泌系统以激素这种化学形式在细胞与细胞之间进行信息传递，这与神经系统以电－化学－电信号传递信息的形式不同。

2. 不论何种激素，只能对靶细胞的生理生化过程起加强或减弱的作用，如甲状腺激素的产热作用，生长激素促进生长发育等。

3. 在这些作用中，激素既不能添加成分，也不能提供能量，仅仅起将生物信息传递给靶细胞的"信使"作用，从而调节靶细胞固有的生理生化反应。

（三）高效作用

1. 各种激素的血中浓度都很低，一般在 nmol/L，甚至 pmol/L 数量级。

2. 激素含量甚微，但其作用显著，其原因在于激素与受体结合后，在细胞内发生一系列酶促反应，逐级放大，形成一个效能极高的生物放大系统。

（四）相互作用

1. 对某一生理功能的调节可有多种激素共同参与，此时在激素与激素之间往往存在着相互影响，表现为竞争作用、协同作用、拮抗作用和允许作用，以维持机体功能活动的稳态。

2. 协同或拮抗作用可发生在受体水平，也可发生于受体后信号转导过程或细胞内酶促反应的某一环节。

3. 有的激素本身并不能直接对某些器官组织或细胞产生生物效应，但在它存在的条件下，却可使另一种激素的作用明显增强，这种现象称为允许作用。

五、激素分泌节律及其分泌的调控

（一）生物节律性分泌

许多激素具有节律性分泌的特征，短者以分钟或小时为周期的脉冲式分泌，多数表现为昼夜节律性分泌，长者以月、季等为周期分泌。

（二）激素分泌的调控

1. 体液调控

（1）直接反馈调节　很多激素都参与体内物质代谢的调节，这些物质代谢导致的血液理化性质的变化，又反过来调节相应激素的分泌水平，形成直接反馈效应。

（2）多轴系反馈调节

①下丘脑－腺垂体－靶腺轴在激素分泌稳态中具有重要作用。

②轴系是一个有等级层次的调节系统，系统内高位激素对下位内分泌活动具有促进性调节作用，而下位激素对高位内分泌活动多起抑制性作用。

③调节轴心的任何一个环节发生障碍，均可破坏体内这些激素水平的稳态。

2. 神经调节

（1）下丘脑是神经系统与内分泌系统活动相互联络的重要枢纽。许多内分泌腺的活动都直接或间接地受中枢神经系统活动的调节。

（2）当支配内分泌腺的神经兴奋时，激素的分泌也会发生相应变化。

第二节 下丘脑－垂体及松果体内分泌

一、下丘脑－腺垂体系统内分泌

（一）下丘脑调节激素

1. 下丘脑调节激素的种类

（1）**下丘脑调节激素**是指由下丘脑促垂体区小细胞神经元分泌的能调节腺垂体活动的激素。

（2）下丘脑促垂体区的神经核团主要分布于下丘脑的内侧基底部，包括正中隆起、弓状核、腹内侧核、视交叉上核及室周核等，这些部位的神经元胞体比较小，可分泌肽类激素，属于小细胞肽能神经元，主要产生调节腺垂体激素释放的激素。

（3）由下丘脑促垂体区肽能神经元分泌的，能调节腺垂体活动的肽类激素，统称为下丘脑调节肽（HRP）。

下丘脑调节肽（因子）	垂体激素	靶腺激素
生长激素释放激素（GHRH）	生长激素	—
生长抑素（SS）	生长激素	—
促甲状腺激素释放激素（TRH）	促甲状腺激素	甲状腺激素
促肾上腺皮质激素释放及时（CRH）	促肾上腺皮质激素	糖皮质激素
促性腺激素释放激素（GnRH）	卵泡刺激素、黄体生成素	性激素
催乳素释放因子（PRF）	催乳素	—
催乳素释放抑制因子（PIF）	催乳素	—

2. 下丘脑调节激素分泌的调节

（1）大多数下丘脑调节激素的分泌活动受到神经调节和激素的反馈调节这两种机制的调控。

（2）下丘脑调节肽与腺垂体靶细胞膜受体结合后，有些调节肽以 cAMP、IP_3/DG 或 Ca^{2+} 作为第二信使，如 CRH、GHRH、GHRIH，有的仅以 IP_3/DG 和 Ca^{2+} 为第二信使，如 TRH、GnRH。

（3）通过这些机制，下丘脑调节肽对腺垂体相应激素的释放进行调节。

（4）由于 TRH、GnRH 及 CRH 均呈现脉冲式释放，因此血液中相应的腺垂体激素也出现脉冲式的波动。

（二）腺垂体激素

1. 生长激素

（1）作用机制

①Janus 酪氨酸激酶途径：GH 首先与靶细胞膜上的 GH 受体（GHR）结合，GH 与 GHR 结合后发生变构，形成二聚体，并激活细胞内的多种成分和激酶，经多条途径产生靶细胞效应。

GH 与受体结合后，主要使 JAK2 蛋白的酪氨酸发生磷酸化，随后使细胞内的蛋白质分子发生磷酸化，最后使转录因子 STAT 磷酸化而活化，并转入细胞核内，加速 DNA 转录过程，促进蛋白质的合成。

上述 JAK - STAT 途径又称为 Janus 酪氨酸激酶途径。

②GHR 还可激活蛋白激酶 C（PKC），经 PLC - DG 系统等跨膜信号转导途径介导，引起靶细胞的生物效应。

（2）生物作用

1）促进生长

①GH 是调节机体的生长发育起关键性作用的因素。

②幼年时期 GH 分泌不足，则患儿生长停滞，身材矮小，称为侏儒症；如果幼年时期 GH 分泌过多，则引起巨人症。

③成年人如果发生 GH 分泌过多的情况，由于骨骺已经闭合，长骨不会再生长，但肢端的短骨、颅骨及软组织可出现异常的生长，表现为手足粗大、鼻大唇厚，下颌突出及内脏器官增大等现象，称为肢端肥大症。

④GH 促生长的作用主要是由于它能促进骨、软骨、肌肉及其他组织细胞的分裂增殖和蛋白质合成，从而使骨骼和肌肉的生长发育加快。

2）促进代谢

①GH 对代谢过程有广泛的影响，具有促进蛋白质合成、促进脂肪分解和升高血糖的作用。

②同时，它使机体的能量来源由糖代谢向脂肪代谢转移，促进生长发育和组织修复。

③GH 可促进氨基酸进入细胞，加强 DNA、RNA 的合成，使尿氮减少，呈氮的正平衡；可激活对激素敏感的脂肪酶，促进脂肪分解，增强脂肪酸的氧化，提供能量，并使组织特别是肢体的脂肪量减少；还可抑制外周组织摄取和利用葡萄糖，减少葡萄糖的消耗，升高血糖水平。

④GH 分泌过多时，可因血糖升高而引起糖尿，称为垂体性糖尿。

（3）分泌调节

1）下丘脑对 GH 分泌的调节

①腺垂体 GH 的分泌受下丘脑生长激素释放激素（GHRH）与生长抑素（SS）的双重调节，前者促进 GH 分泌，后者则抑制其分泌。

②分泌 GHRH 的神经元主要位于下丘脑弓状核和腹内侧核；SS 神经元主要位于室周区的前部。这些核团之间有广泛的突触联系，形成复杂的神经环路，通过多种神经肽或递质相互促进与制约，共同调节 GH 的分泌。

③GHRH 对 GH 的分泌起经常性的调节作用，而 SS 则主要在应激等刺激引起 GH 分泌过多时才对 GH 分泌起抑制作用。

④GHRH 和 SS 二者相互配合，共同调节腺垂体 GH 的分泌。

2）反馈调节

①GH 与其他垂体激素一样，也可对下丘脑和腺垂体发挥负反馈调节作用。

②不仅 GH 能反馈抑制下丘脑 GHRH 的释放，而且 GHRH 对其自身释放也有负反馈调节作用。

③IGF－1 对 GH 的分泌也有负反馈调节作用。

3）其他调节机制

①性别：性别主要影响 GH 的分泌模式。在人类，青年女性 GH 的连续分泌比青年男性明显，其机制可能与性激素的水平有关。

②睡眠：人在进入慢波睡眠时，GH 分泌增加；转入快波睡眠后，GH 分泌减少。慢波睡眠时 GH 的分泌增多，有利于机体的生长发育和体力的恢复。

③代谢因素

a. 在能量供应缺乏或耗能增加时，如饥饿、运动、低血糖及应激反应等，均可引起 GH 分泌增多。

b. 低血糖是刺激 GH 分泌最有效的因素，相反，血糖升高则可抑制 GH 的分泌。

c. 血糖降低时，下丘脑 GHRH 神经元兴奋性增高，GHRH 分泌增多，进而引起腺垂体 GH 的分泌增多。

d. 血中氨基酸增多时，也可引起 GH 分泌增加，而游离脂肪酸增多时则使 GH 的分泌减少。

④激素的作用：甲状腺激素、雌激素、睾酮及应激刺激均能促进 GH 分泌。在青春期，血中雌激素或睾酮浓度增高，可使 GH 分泌明显增加而引起青春期突长。

2. 催乳素

（1）生物作用

1）调节乳腺活动

①PRL 可促进乳腺发育，引起并维持泌乳，故称为催乳素。

②在女性青春期乳腺的发育中，雌激素、孕激素、生长素、糖皮质激素、甲状腺激素及 PRL 均起重要作用。

③在妊娠期，随着 PRL、雌激素及孕激素分泌增多，使乳腺组织进一步发育，但因为此时血中雌激素和孕激素水平很高，可抑制 PRL 的泌乳作用，故此时乳腺虽已具备泌乳能力却不泌乳。

④在分娩后，血中雌激素和孕激素水平明显降低，PRL 才发挥其始动和维持泌乳的作用。

2）调节性腺功能

①女性

a. 随着卵泡的发育成熟，卵泡内的 PRL 含量增加，与颗粒细胞上的 PRL 受体结合后，可刺激 LH 受体的形成，使 LH 能发挥其促进排卵、黄体生成及雌激素、孕激素分泌的作用。

b. PRL 对卵巢黄体功能的影响主要是刺激 LH 受体的生成，调控卵巢内 LH 受体的数量，同时还可以为孕酮的生成提供底物，促进孕酮生成，减少孕酮分解。

c. 患闭经溢乳综合征的妇女，表现为闭经、溢乳与不孕。这些患者血中 PRL 的浓度异常增高，因此出现溢乳现象，而高浓度的 PRL 可通过负反馈抑制下丘脑 GnRH 的分泌，使腺垂体 FSH 和 LH 的分泌减少，致使患者出现无排卵及雌激素水平低下的情况。

②在男性，PRL 可促进前列腺及精囊的生长，还可增强 LH 对间质细胞的作用，使睾酮的合成增加。

3）参与应激反应：在应激状态下，血中 PRL 浓度升高，并常与 ACTH 和 GH 浓度的升高同时出现，于刺激停止后数小时才恢复正常，是应激反应中腺垂体分泌的三种主要激素之一。

4）调节免疫功能

①PRL 可协同一些细胞因子共同促进淋巴细胞的增殖，直接或间接地促进 B 淋巴细胞分泌 IgM 和 IgG，增加抗体产量。

②某些免疫细胞，如 T 淋巴细胞和胸腺淋巴细胞，可以产生 PRL，以自分泌或旁分泌的方式发挥作用。

（2）分泌调节

1）下丘脑调节肽的调节

①PRL 的分泌受下丘脑 PRF 与 PIH 的双重控制，前者促进 PRL 分泌，而后者抑制其分泌。

②平时以 PIH 的抑制作用为主，切断垂体柄可使循环血液中 PRL 的水平增高。现在认为 PIH 就是多巴胺。

③哺乳期，婴儿吸吮乳头的刺激经传入神经传至下丘脑，使 PRF 神经元兴奋并释放 PRF，反射性地引起垂体 PRL 分泌增多。

④TRH 对 PRL 的分泌也有一定的促进作用。

2）负反馈调节：血中 PRL 水平升高可易化下丘脑正中隆起多巴胺能神经元的分泌，多巴胺又可直接抑制下丘脑 GnRH 和腺垂体 PRL 的分泌，使血中 PRL 水平降低，发挥负反馈调节作用。

3. 促激素　腺垂体分泌 TSH、ACTH、FSH 及 LH 四种垂体促激素，分泌入血后都分别特异地作用于各自的外周内分泌靶腺，再经靶腺激素调节全身组织细胞的活动。

二、下丘脑 - 神经垂体内分泌

（一）血管升压素的作用与分泌的调节

1. 生物作用　血管升压素（VP）也称抗利尿激素（ADH）。生理剂量的 VP 可促进肾脏远端小管和集合管对水的重吸收，发挥抗利尿作用。在机体脱水和失血等情况下，VP 的释放量明显增加，能发挥其升高和维持血压以及保持体液的作用。此外，VP 还具有增强记忆、调制痛觉等作用。

2. 分泌调节　VP 的分泌主要受血浆晶体渗透压、循环血量和血压变化的调节。

（二）缩宫素的作用与分泌的调节

1. 生物作用　在妇女分娩时刺激子宫强烈收缩和在哺乳期

促进乳汁排出。

2. 分泌调节 缩宫素（OT）分泌的调节属于神经－内分泌调节。最有力的刺激是分娩时胎儿对子宫颈的机械性扩张，可通过正反馈机制促进 OT 神经元分泌，结果引起强有力的子宫平滑肌收缩，起到催产的作用。

三、松果体内分泌

松果体主要合成和分泌激素的代表是褪黑素（MT）。

1. 生物作用 对神经系统影响广泛，主要表现为镇静、催眠、镇痛、抗惊厥、抗抑郁等。

2. 分泌调节 调节 MT 分泌的环境因素是光照。

第三节　甲状腺的内分泌

一、甲状腺激素的合成与代谢

（一）甲状腺激素

1. 甲状腺激素（TH）是酪氨酸的碘化物，主要包括，即甲状腺素，也称四碘甲腺原氨酸（T_4）、三碘甲腺原氨酸（T_3）和极少量的逆三碘甲腺原氨酸。

2. T_4 的分泌量虽然最大，但 T_3 的生物活性最强。

（二）甲状腺激素的合成与分泌

1. 甲状腺激素合成的条件 甲状腺球蛋白与碘元素是合成 TH 的必需原料。甲状腺过氧化物酶由甲状腺滤泡细胞合成，是催化 TH 合成的关键酶。

2. 甲状腺激素的合成过程

（1）聚碘　聚碘过程是逆电化学梯度的主动转运过程。甲状腺腺泡上皮细胞的聚碘，可能是由位于腺泡上皮细胞基底面的钠－碘转运体介导的继发性主动转运过程。临床上常用放射性碘示踪法检查甲状腺的聚碘能力及其功能状态。

（2）碘的活化 碘的活化是碘取代酪氨酸残基上的氢原子的先决条件。摄入腺泡上皮的无机碘 I^- 在过氧化物酶（TPO）的催化下，被活化成 I^0（有机碘）。若 TPO 生成障碍，影响碘的活化，TH 的合成就发生障碍，可导致甲状腺肿或甲状腺功能减退。这一活化过程是在腺泡上皮细胞顶端膜的微绒毛与滤泡腔的交界处进行的。

（3）酪氨酸的碘化、缩合 碘化过程发生在甲状腺球蛋白（TG）结构中的酪氨酸残基上，由活化的碘取代酪氨酸残基苯环上的氢，生成一碘酪氨酸（MIT）和二碘酪氨酸（DIT）。然后一个分子 MIT 与一个分子 DIT 耦联，生成 T_3；两个分子 MIT 耦联，生成 T_4。此外，还能生成极少量的 rT_3。

3. 甲状腺激素的分泌 TH 的分泌受促甲状腺激素的控制。在 TSH 作用下，甲状腺滤泡细胞顶端膜微绒毛伸出伪足，以吞饮方式将含 TG 的胶质小滴移入滤泡细胞内，并形成胶质小泡。

（三）甲状腺激素的运输与降解

1. 运输

（1）T_3、T_4 释放入血后，99% 以上与血浆中的甲状腺素结合球蛋白（TBG）、甲状腺素结合前白蛋白及白蛋白结合；其中与 TBG 结合的 TH 约占结合总量的 75%。

（2）只有游离型甲状腺激素才能进入靶组织细胞，发挥其生物学作用，而结合型的甲状腺激素没有生物活性作用。

（3）游离型和结合型的甲状腺激素可相互转化，二者间维持动态平衡。

（4）结合型的甲状腺激素既可成为 TH 的储备库，缓冲甲状腺分泌功能的急剧变化，又可在结合型与游离型激素之间起缓冲作用，还可以防止 TH 被肾小球滤过而从尿中丢失。

2. 降解

（1）血浆中 T_4 的半衰期为 6~7 天，T_3 的半衰期为 1~2 天。

（2）<u>肝、肾、垂体、骨骼肌是甲状腺激素降解的主要部位</u>。

（3）<u>脱碘是 T_4 和 T_3 降解的主要方式</u>。

（4）T_4 在外周组织脱碘酶的作用下生成 T_3 和 rT_3。血液中 80% 的 T_3 来源于 T_4 外周脱碘，只有约 20% 来自甲状腺直接分泌。T_3 或 rT_3 可进一步脱碘降解。

（5）脱下的碘可由甲状腺再摄取或由肾排出。

（6）约 15% 的 T_4 和 T_3 在肝脏内降解，形成葡萄糖醛酸或硫酸盐的代谢产物，随胆汁排入消化道，经粪便排出体外。少量约 5% 的 T_4 与 T_3 在肝和肾组织脱去氨基和羧基，分别形成四碘甲状腺乙酸和三碘甲状腺乙酸等随尿排泄。

二、甲状腺激素的作用

（一）甲状腺激素细胞作用机制

TH 为亲脂性激素，其绝大多数生物效应由靶细胞核内的甲状腺激素受体介导。

（二）甲状腺激素生物学作用

1. 促进生长发育　甲状腺激素是维持机体正常生长、发育不可缺少的激素，特别是对骨和脑的发育尤为重要。<u>甲状腺激素具有促进组织分化、生长与发育成熟的作用</u>。胚胎时期缺碘而导致甲状腺激素合成不足或出生后甲状腺功能低下的婴幼儿，脑的发育有明显障碍，智力低下，且身材矮小，称为呆小症。

2. 调节新陈代谢

（1）增强能量代谢

1）<u>甲状腺激素具有显著的产热效应</u>，可提高机体绝大多组织的耗氧量和产热量，尤以心、肝、骨骼肌和肾脏最为显著。甲状腺激素的产热效应与 Na^+，K^+ – ATP 酶的活性升高有关。

2）甲状腺激素也能促进脂肪酸氧化，产生大量热能。

①甲状腺功能亢进的患者，产热量增加，基础代谢率可升高 20% ~80%，体温偏高，怕热，容易出汗。由于代谢率增高，体内的脂肪和蛋白质分解都增加，如果进食量没有相应增加，患者就会消瘦，体重降低。

②甲状腺功能低下的患者，产热量减少，基础代谢率可降低，体温偏低，喜热怕冷。

③这两种状态均不能很好地适应环境温度的变化。

（2）调节物质代谢

1）糖代谢

①甲状腺激素可促进小肠黏膜对糖的吸收，增强糖原分解，使血糖升高；同时又增强外周组织对糖的利用，使血糖降低。

②甲状腺激素还能促进小肠对糖的吸收。

③甲状腺功能亢进患者在进食后血糖迅速升高，甚至出现糖尿，但随后又快速降低。

④甲状腺激素还可加强肾上腺素、胰高血糖素、皮质醇和生长激素升高血糖的作用。

2）脂类代谢

①甲状腺激素可促进脂肪酸氧化，加速胆固醇降解，并增强儿茶酚胺与胰高血糖素对脂肪的分解作用。

②甲状腺激素也可促进胆固醇的合成，但分解的速度超过合成，因此，甲状腺功能亢进时，患者血中胆固醇的含量常低于正常。

3）蛋白质代谢

①在生理情况下，T_3、T_4 均可作用于靶细胞的核受体，激活 DNA 转录过程，加速蛋白质的合成。甲状腺激素对蛋白质代

谢的影响是双向的，T₃和T₄增多时又可加强蛋白质的分解代谢，使尿氮排出增多。

②在缺乏甲状腺激素的儿童，给予小剂量甲状腺激素可增加蛋白质的合成，使尿氮排出减少，出现氮的正平衡；但给予大剂量甲状腺激素时则可使蛋白分解代谢加强。

③甲状腺功能减退时，蛋白质合成减少，肌肉乏力，组织间隙中黏蛋白沉积，并结合大量离子和水分子，形成水肿，称为**黏液性水肿**（myxedema）。

3. 影响器官系统功能

（1）甲状腺功能亢进的患者，中枢神经系统兴奋性明显增高，表现为多愁善感、喜怒无常、失眠多梦、注意力不易集中及肌肉颤动等；相反，甲状腺功能低下的患者，中枢神经系统兴奋性降低，出现记忆力减退、行动迟缓、淡漠无情及终日嗜睡等症状。

（2）T₃和T₄能增加心肌细胞膜上β受体的数量和与儿茶酚胺的亲和力，促进心肌细胞肌质网的Ca²⁺释放，可使心率加快，心肌收缩力增强，增加心输出量及心脏做功，故甲状腺功能亢进的患者常出现心动过速、心肌肥大，甚至因心肌过度劳累而导致心力衰竭。

（3）甲状腺激素还可以直接或间接地引起血管平滑肌舒张，外周阻力降低，因此甲状腺功能亢进患者的脉压常增大。

（4）甲状腺激素还可影响生殖功能，对胰岛、甲状旁腺及肾上腺皮质等内分泌腺的分泌也有不同程度的影响。

三、甲状腺功能的调节

（一）下丘脑－腺垂体－甲状腺轴调节系统

1. 下丘脑对腺垂体的调节 储存于正中隆起的TRH经垂体门脉系统作用于垂体TSH细胞，一是促进储存的TSH释放；二是激活靶基因促进 TSH 合成。

2. TSH 对甲状腺的作用

（1）维持甲状腺滤泡细胞的生长发育。

（2）促进 TH 的合成与分泌。

3. 甲状腺激素的反馈调节　血中游离 T_3、T_4 浓度的改变，可对腺垂体 TSH 的分泌起反馈性的调节作用。当血中 T_3、T_4 浓度增高时，可刺激腺垂体促甲状腺素细胞产生一种抑制性蛋白，使 TSH 的合成与释放减少，同时还可降低垂体对 TRH 的反应性，细胞膜上 TRH 受体的数量减少，故 TSH 的分泌减少，最终使血中 T_3、T_4 的浓度降至正常水平，反之亦然。这种抑制作用由于需要合成抑制性蛋白，其效果可能需几个小时后方能出现。这一作用可被放线菌 D 和放线菌酮阻断。T_3 和 T_4 除对腺垂体有负反馈调节作用外，对下丘脑 TRH 神经元的活动也有负反馈调节作用。

（二）甲状腺功能的自身调节

1. 在没有神经和体液因素影响的情况下，甲状腺还可根据血碘水平调节其自身对摄取碘及合成甲状腺激素的能力，称为甲状腺的自身调节。这是一种有一定限度的缓慢的调节机制。

2. 当外源性碘量增加时，最初 T_3、T_4 的合成增加，但碘量超过一定限度后，T_3、T_4 的合成速度不但不继续增加，反而明显下降。

3. 若血碘浓度达到 10mmol/L 时，甲状腺的聚碘作用完全消失。这种过量的碘所产生的抗甲状腺聚碘作用，称为 Wolff－Chaikoff 效应。

4. 如再继续加大碘量，则抑制聚碘的作用又会消失，使激素合成再次增加，出现对高碘的适应。

5. 当血碘含量不足时，甲状腺的聚碘作用增强，甲状腺激素的合成也加强。

6. 临床上常利用过量碘产生的抗甲状腺效应来处理甲状腺

危象和用于甲状腺手术的术前准备。

（三）甲状腺功能的神经及免疫调控

1. 甲状腺受交感神经和副交感神经支配。电刺激交感神经和副交感神经可分别促进和抑制甲状腺激素的合成与释放。

2. 下丘脑 – 腺垂体 – 甲状腺轴主要调节甲状腺激素水平的稳态；而自主神经主要是在内外环境变化引起机体应急反应时对甲状腺的功能起调节作用。

3. 有些激素也可以影响垂体 TSH 的分泌。

第四节　甲状旁腺、维生素 D 与甲状腺 C 细胞内分泌

一、概述

1. 甲状旁腺分泌的甲状旁腺激素（PTH）、甲状腺 C 细胞分泌的降钙素（CT）以及由皮肤、肝和肾等器官联合作用生成的 1，25 – 二羟维生素 D_3 是共同调节机体钙、磷代谢稳态的三种基础激素。称为钙调节激素。

2. 钙和磷是机体构建和多种功能活动所必需的基本元素。

3. 血钙稳态对骨代谢、神经元兴奋及兴奋传递、腺细胞分泌、血液凝固、心肌兴奋与收缩以及细胞的信号转导过程都有非常重要的作用。

4. 磷是体内许多重要化合物的重要组成部分，并参与体内糖、脂质、蛋白质、核酸等物质的代谢以及酸碱平衡的调节。

二、甲状旁腺激素的生物作用与分泌调节

（一）生物作用

甲状旁腺激素（PTH）的作用主要是升高血钙和降低血

磷，是调节血钙和血磷水平的最重要的激素。临床上进行甲状腺手术时，如误将甲状旁腺摘除，可造成患者严重的低血钙，发生手足抽搐；如不及时治疗，可因喉部肌肉痉挛而窒息死亡。

1. 对肾脏的作用

（1）PTH 促进肾远曲小管和集合管对钙的重吸收，减少尿钙排泄，升高血钙。

（2）PTH 可抑制近端和远端小管对磷的重吸收，促进磷的排出，使血磷降低。

（3）PTH 还能抑制近端小管重吸收 Na^+、HCO_3^- 和水。

（4）PTH 可激活肾脏 1α – 羟化酶，催化 25 –（OH）– D_3 进一步羟化并转变为活性更高的 1，25 – 二羟维生素 D_3，通过 1，25 – 二羟维生素 D_3 的作用间接调节钙、磷代谢。

2. 对骨的作用 PTH 对骨作用的最终效应取决于 PTH 应用的方式和剂量。

（1）大剂量、持续性应用 PTH 主要使破骨细胞活动增强，促进骨吸收。

（2）小剂量、间歇性应用 PTH 则主要使成骨细胞活动增强，促进骨形成。

（二）分泌的调节

1. 血钙水平

（1）甲状旁腺主细胞对血钙变化极为敏感，血钙浓度的轻微下降，在 1 分钟内即可引起 PTH 分泌增加，从而促进骨钙释放和肾小管对钙的重吸收，使血钙浓度迅速回升。这是一个负反馈调节方式。

（2）持续低血钙，可使甲状旁腺增生；相反，长时间的高血钙则可使甲状旁腺萎缩。因此血钙水平是调节甲状旁腺分泌的最主要的因素。

2. 其他因素

（1）血磷升高、降钙素大量释放可使血钙降低，间接刺激 PTH 的分泌。

（2）血镁浓度很低时，可使 PTH 分泌减少。

（3）儿茶酚胺可通过激活 β 受体、组胺则通过激活 H_2 受体促进 PTH 的分泌。

三、维生素 D 的活化、作用及其生成调节

（一）钙三醇的生成

1. 维生素 D_3，也称胆钙化醇，可由肝、乳、鱼肝油等含量丰富的食物中摄取，也可在体内由皮肤合成。

2. 在紫外线照射下，皮肤中的 7 - 脱氢胆固醇迅速转化成维生素 D_3 原（provitamin D_3），然后再转化为维生素 D_3。

3. 维生素 D_3 需要经过羟化酶的催化才具有生物活性。

首先，维生素 D_3 在肝内 25 - 羟化酶的作用下形成 25 - 羟维生素 D_3，然后又在肾脏内的 1α - 羟化酶的催化下成为活性更高的 1，25 - 二羟维生素 D_3，即钙三醇。

4. 血液中的 1，25 - 二羟维生素 D_3 灭活的主要方式是在靶细胞内发生侧链氧化或羟化，形成钙三酸等代谢产物。

5. 维生素 D_3 及其衍生物在肝脏与葡萄糖醛酸结合后，随胆汁排入小肠，其中一部分被吸收入血，形成维生素 D_3 的肠 - 肝循环，另一部分随粪便排出体外。

（二）钙三醇的生物作用

1，25 - 二羟维生素 D_3 与靶细胞内的核受体结合后，通过基因调节方式发挥作用。维生素 D 受体主要分布于小肠、肾脏和骨细胞。

部位	1，25 - 二羟维生素 D_3 的作用
小肠	①可促进小肠黏膜上皮细胞对钙的吸收，升高血钙 ②促进小肠黏膜细胞对磷的吸收，升高血磷
骨	①对骨吸收（直接作用）和骨形成（间接作用）均有影响，总的效应是升高血钙和血磷 ②还可协同 PTH 的作用，如缺乏 1，25 - 二羟维生素 D_3，则 PTH 对骨的作用明显减弱
肾脏	能与 PTH 协同促进肾小管对钙和磷的重吸收，使血钙、磷升高
其他	能抑制 PTH 基因转录及甲状旁腺细胞增殖；增强骨骼肌细胞钙和磷的转运，缺乏维生素 D 可致肌无力

（三）钙三醇生成的调节

血钙、血磷降低时，肾内 1α - 羟化酶的活性升高，促进 1，25 - 二羟维生素 D_3 的生成；PTH 可通过诱导肾近端小管上皮细胞内 1α - 羟化酶基因转录，促进维生素 D 活化。此外，钙三醇合成增加时可负反馈抑制 1α - 羟化酶的活性，形成自动控制环路。

四、降钙素的生物作用与分泌调节

（一）生物作用

降钙素（CT）的主要作用是降低血钙和血磷，其受体主要分布在骨和肾。CT 与其受体结合后，经 AC - cAMP 途径（反应出现较早）及 PLC - IP₃/DG 途径（反应出现较迟）发挥调节效应。

1. 对骨的作用

（1）CT 能直接迅速抑制破骨细胞的活动，减弱骨吸收和溶骨过程，减少骨钙、磷的释放。CT 同时促进成骨细胞的活动，增强成骨过程，骨组织钙、磷沉积增加，减少骨钙、磷的吸收。

（2）在成人，CT 对血钙浓度的调节作用较小。因为 CT 引起血钙浓度下降，在数小时内即可刺激甲状旁腺激素的分泌，后者的作用可抵消 CT 的降血钙效应。成人的破骨细胞向细胞外液释放钙的量也十分有限，每天只能提供 0.8g 钙。

（3）在儿童，由于骨的更新速度快，通过破骨细胞的活动每天可向细胞外液提供 5g 以上的钙，相当于细胞外液总钙量的 5～10 倍。因此降钙素对儿童血钙的调节作用更为重要。

2. 对肾脏的作用　降钙素能减少肾小管对钙、磷、钠及氯等离子的重吸收，因此可增加这些离子在尿中的排出量，降低血钙与血磷。

（二）分泌调节

降钙素、甲状旁腺激素及 1，25 - 二羟维生素 D_3 是直接参与调节钙、磷代谢的三种主要激素。降钙素的分泌受以下因素影响。

1. 血钙水平

（1）CT 的分泌主要受血钙水平调节，血钙浓度增加时，CT 分泌增多。

（2）当血钙浓度升高 10% 时，血中 CT 的浓度可增加 1 倍。

（3）CT 与甲状旁腺激素对血钙的作用相反，两者共同调节血钙浓度，维持血钙的稳态。

（4）与甲状旁腺激素相比，CT 对血钙的调节作用快速而短暂，启动较快，1 小时内即可达到高峰；甲状旁腺激素分泌达到高峰则需几个小时，当其分泌增多时，可部分或全部地抵消 CT 的作用。

（5）由于 CT 的作用快速而短暂，故对高钙饮食引起血钙浓度升高后血钙水平的恢复起重要的作用。

2. 其他因素　进食可刺激 CT 分泌，这可能与一些胃肠激素如促胃液素、促胰液素、缩胆囊素及胰高血糖素的分泌有关。其中以促胃液素的作用为最强。

第五节　胰岛内分泌

一、胰岛素

（一）胰岛素及其受体

1. 胰岛素　血液中的胰岛素以与血浆蛋白结合及游离的两种形式存在，二者间保持动态平衡。只有游离形式的胰岛素才具有生物活性。胰岛素在血中的半衰期仅 5 ~ 8 分钟，主要在肝脏、肾与外周组织灭活。

2. 胰岛素受体　胰岛素受体是一种跨膜糖蛋白，是由两个 α 亚单位和两个 β 亚单位构成的四聚体。

3. 胰岛素的作用机制

（1）胰岛素的作用是通过胰岛素受体介导的细胞内一系列信号蛋白活化和相互作用的信号转导过程。

①胰岛素与靶细胞膜上胰岛素受体 α 亚单位结合。

②胰岛素受体 β 亚单位的酪氨酸残基磷酸化，激活受体内酪氨酸蛋白激酶。

③激活的酪氨酸蛋白激酶使细胞内耦联的胰岛素受体底物蛋白的酪氨酸残基磷酸化。

④经过 IRS 下游信号途径，引发蛋白激酶、磷酸酶的级联反应，最终引起生物学效应，包括葡萄糖转运，糖原、脂肪及蛋白质的合成，以及一些基因的转录和表达。

（2）在胰岛素敏感组织细胞的胞质中存在胰岛素受体底物（IRS），IRS 是介导胰岛素作用的关键蛋白。目前发现多种 IRS。

分类	分布与作用
IRS-1	表达于各种组织细胞中，但主要是骨骼肌细胞，也是胰岛素样生长因子（IGF-I）受体的底物，主要影响细胞生长
IRS-2	表达于各种组织细胞中，主要影响肝的代谢和胰岛 β 细胞的生长与分化
IRS-3	存在于脑和脂肪等组织中，参与脂代谢调节
IRS-4	分布于垂体和脑组织中

（二）胰岛素的生物作用

胰岛素是促进合成代谢，维持血糖浓度稳态的主要激素。

1. 对糖代谢的作用

（1）空腹血糖 $3.9 \sim 6.1 mmol/L$、餐后 2 小时血糖 $<7.8mmol/L$ 时为正常血糖浓度。

（2）胰岛素通过增加糖的去路（促进糖原合成、外周组织氧化利用和转化为非糖物质等）与减少糖的来源（抑制肝糖原分解和糖异生作用），使血糖降低。

2. 对脂肪代谢的作用

胰岛素可促进脂肪的合成与储存，抑制脂肪的分解与利用。

（1）胰岛素可促进肝脏合成脂肪酸，并转运到脂肪细胞贮存。

（2）促进葡萄糖进入脂肪细胞，最终合成甘油三酯。

（3）还可抑制脂肪酶的活性，减少脂肪分解。增加大多数组织对葡萄糖的利用，从而减少对脂肪的利用。

（4）胰岛素缺乏时，糖的利用受阻，脂肪分解增强，会产生大量脂肪酸，后者在肝内氧化成大量酮体，可引起酮症酸中毒、昏迷。

3. 对蛋白质代谢的影响

（1）胰岛素可促进蛋白质合成，并抑制蛋白质分解。

（2）胰岛素促进蛋白质合成的作用

①使氨基酸跨膜转运进入细胞的过程加速。

②加快细胞核 DNA 的复制和转录，增加 mRNA 及蛋白质的生成。

③加强核糖体功能，促进 mRNA 的翻译过程，使蛋白质合成增加。

（3）胰岛素可抑制蛋白质分解和肝糖异生。

（4）胰岛素缺乏可导致蛋白质分解增强，负氮平衡，身体消瘦。

（5）**糖尿病** 患者因血糖升高后的渗透性利尿引起多尿，继而多饮，并且由于葡萄糖、脂肪、蛋白质代谢紊乱，出现体重减轻、疲乏无力等症状。

4. 对生长的作用 胰岛素单独作用时，其促进生长的作用并不强，在与生长激素共同作用时，能发挥明显的协同效应。

（三）胰岛素分泌的调节

1. 营养成分的调节作用

（1）血糖水平

①在刺激胰岛素分泌的多种因素中，血糖水平是调节胰岛素分泌的最重要的因素。

②β 细胞对血糖水平的变化十分敏感，血糖水平升高时，胰岛素分泌增加，使血糖水平降低；当血糖水平降至正常时，胰岛素分泌也迅速恢复到基础水平。

③在持续的高血糖刺激下，胰岛素的分泌可分为两个阶段。

a. **快速分泌阶段**　血糖升高 5 分钟内，胰岛素的分泌可增加 10 倍。其原因可能是在葡萄糖与 β 细胞膜上的受体结合后，使细胞内 cAMP 与 Ca^{2+} 均增多，从而引发胰岛素的分泌。由于 β 细胞内贮存的激素量不大，因此持续时间不长，一般 5～10 分钟后胰岛素的分泌即可下降 50%。

b. **慢速分泌阶段**　快速分泌结束后，胰岛素又逐渐增加并在此后的 2～3 小时达到一个平稳的高水平，并持续较长时间，在此阶段胰岛素的分泌量大，对降低餐后高血糖起了关键作用。

（2）血中氨基酸和脂肪酸的水平

①许多氨基酸都有刺激胰岛素分泌的作用，以精氨酸和赖氨酸的作用最强。

②血中脂肪酸和酮体明显增多时也可促进胰岛素的分泌。

③氨基酸和血糖对刺激胰岛素分泌有协同作用，两者同时升高时，可使胰岛素分泌成倍增长。

④长时间的高血糖、高氨基酸和高血脂可持续刺激胰岛素分泌，致使胰岛 β 细胞衰竭，引起糖尿病。

2. 激素的调节作用

（1）胰岛激素　胰岛 α 细胞分泌的胰高血糖素和 δ 细胞分泌的生长抑素，可分别刺激和抑制 β 细胞分泌胰岛素。胰高血糖素引起的血糖升高又进一步引起胰岛素的释放。胰岛分泌的多肽物质，如胰抑素、甘丙肽和神经肽 Y 等也能抑制胰岛素的分泌。

（2）胃肠激素　促胃液素、促胰液素、缩胆囊素和抑胃肽（GIP）均有促进胰岛素分泌的作用。其中 GIP 的刺激作用属于生理性调节，其余胃肠激素的作用是通过升高血糖的间接作用实现的。

（3）生长激素、皮质醇及甲状腺素 均可通过升高血糖而间接刺激胰岛素分泌。如长期大剂量应用这些激素有可能使 β 细胞衰竭而导致糖尿病。胰抑素、瘦素：抑制胰岛素分泌。

3. 神经调节

（1）胰岛 β 细胞受迷走神经和交感神经双重神经支配。

（2）刺激右侧迷走神经，既可通过 M - 胆碱能受体直接促进胰岛素分泌，也可通过刺激胃肠激素释放而间接地引起胰岛素分泌。

（3）交感神经兴奋时，可通过释放去甲肾上腺素，作用于 β 细胞的 α 受体，抑制胰岛素分泌。

（4）虽然去甲肾上腺素也可作用于 β_2 受体并使胰岛素分泌增加，但交感神经兴奋对胰岛素分泌的影响一般以 α 受体介导的抑制性效应为主。

二、胰高血糖素

胰高血糖素是胰岛 α 细胞分泌的，由 29 个氨基酸残基组成的多肽激素。胰高血糖素在血清中的浓度为 50 ~ 100ng/L，血浆中的半衰期为 5 ~ 10 分钟，主要在肝脏内降解失活，也部分在肾内降解。

（一）胰高血糖素的生物作用

1. 胰高血糖素具有很强的促进分解代谢的作用，可促进肝糖原分解而升高血糖；还可以促使氨基酸转化为葡萄糖，抑制蛋白质的合成，促进脂肪分解，因此被认为是促进分解代谢的激素。

2. 胰高血糖素与肝细胞膜上相应的受体结合后，通过 Gs - cAMP - PKA 途径或 Gq - PLC - IP_3/DG - PKC 途径激活肝细胞内的磷酸化酶、脂肪酶及与糖异生有关的酶系，加速糖原分解，脂肪分解及糖异生。

3. 胰高血糖素可促进胰岛素和生长抑素的分泌，而胰岛素和生长抑素的分泌又可抑制胰高血糖素的释放。

（二）胰高血糖素分泌的调节

1. 血糖和氨基酸水平

（1）血糖浓度是调节胰高血糖素分泌的最重要因素。

（2）当血糖水平降低时，可促进胰高血糖素的分泌；反之则分泌减少。

（3）饥饿可促进胰高血糖素的分泌，这对维持血糖水平，保证脑的代谢和能量供应具有重要的意义。

（4）血中氨基酸的作用，一方面通过促进胰岛素分泌降低血糖，另一方面又刺激胰高血糖素分泌而使血糖升高，因此可以避免发生低血糖。

2. 激素的调节

（1）胰岛素

①胰岛素和生长抑素可以旁分泌的方式直接作用于相邻的 α 细胞，抑制胰高血糖素的分泌。

②胰岛素又可通过降低血糖间接地刺激胰高血糖素分泌。

③胰岛素和胰高血糖素是一对相拮抗的、调节血糖水平的激素。

（2）胃肠激素　缩胆囊素和促胃液素可促进胰高血糖素的分泌，而促胰液素的作用则相反。

3. 神经调节　交感神经兴奋可通过 β 受体促进胰高血糖素的分泌；而迷走神经则通过 M 受体抑制胰高血糖素的分泌。

第六节 肾上腺内分泌

一、肾上腺皮质激素

肾上腺皮质由外向内可分为球状带、束状带和网状带，分别合成和分泌以醛固酮为代表的盐皮质激素、以皮质醇为代表的糖皮质激素和以脱氢表雄酮为代表的性激素。网状带也能合成和分泌少量的糖皮质激素和雌激素。由于这些激素都属于类固醇的衍生物，因此统称为类固醇激素。

（一）肾上腺皮质激素的合成与代谢

1. 胆固醇

（1）胆固醇是合成肾上腺皮质激素的基本原料，主要来自血液。

（2）其中胆固醇酯占胆固醇的绝大部分，在肾上腺皮质细胞内胆固醇酯酶的催化下，生成游离的胆固醇，并随即被固醇转运蛋白转运入线粒体内。

（3）胆固醇在胆固醇侧链裂解酶的作用下，先转变成孕烯醇酮，再进一步转化为各种皮质激素。

（4）由于肾上腺皮质各层细胞内存在的酶系不同，因此合成的皮质激素亦不相同。

2. 皮质激素

（1）皮质激素进入血液后，大多为结合型，游离型很少，但只有游离型激素才能够进入靶细胞发挥生物作用。

（2）结合型与游离型激素之间可相互转化，保持动态平衡。

（3）血中的皮质醇，绝大多数与皮质类固醇结合球蛋白（CBG）即皮质激素运载蛋白（transcortin）结合，少量与血浆白蛋白结合，仅部分呈游离型。

（4）血浆中的皮质醇与蛋白结合，对于其运输和贮存有重要的意义，同时也可以减少皮质醇从肾脏排出。

（5）醛固酮主要与血浆中的白蛋白结合，血液中结合型醛固酮约占 60%，其余约 40% 处于游离状态。

（6）正常成年人肾上腺每天约合成 20mg 皮质醇，其血浓度为 $135\mu g/L$（375nmol/L）左右。醛固酮血浆浓度为 $0.06\mu g/L$（0.17nmol/L）以下。皮质激素主要在肝内降解。

皮质醇的降解产物中约 70% 为 17 - 羟类固醇化合物，可从尿中排出，测定其尿中含量可反映皮质醇的分泌水平。测定 24 小时尿游离皮质醇的特异性与敏感性更高。

3. 肾上腺皮质激素　主要通过调节靶基因的转录而发挥生物效应。肾上腺皮质的作用主要表现在以下两方面。

（1）通过释放盐皮质激素调节机体的水盐代谢，维持循环血量和动脉血压。

（2）通过释放糖皮质激素调节糖、蛋白质、脂肪的代谢，提高机体对伤害性刺激的抵抗力。

（二）糖皮质激素

1. 生物作用

（1）对物质代谢的影响

1）糖代谢：糖皮质激素是体内调节糖代谢的重要激素之一。

①糖皮质激素可促进糖原异生，加强蛋白质的分解，减少外周组织对氨基酸的利用，使糖原异生的原料增多，并增强肝内与糖原异生有关的酶的活性。

②糖皮质激素又可降低肌肉和脂肪等组织对胰岛素的反应性，使葡萄糖的利用减少，导致血糖升高。

2）脂肪代谢

①糖皮质激素可促进脂肪分解，增强脂肪酸在肝内的氧化过程，有利于糖原异生。

②肾上腺皮质功能亢进时，由于全身不同部位脂肪组织对糖皮质激素的敏感性不同，体内脂肪发生重新分布：出现<u>面圆、背厚、躯干部发胖而四肢消瘦的向心性肥胖的特殊体型</u>。

3）蛋白质代谢

①<u>糖皮质激素可促进肝外组织特别是肌肉的蛋白分解，并加速氨基酸进入肝脏，生成肝糖原</u>。

②糖皮质激素分泌过多时，蛋白质分解增强，合成减少，可出现肌肉消瘦、骨质疏松、皮肤变薄、淋巴组织萎缩等现象。

（2）参与应激反应

①当机体受到多种有害刺激如感染、缺氧、饥饿、创伤、手术、疼痛、寒冷及精神紧张等刺激时，垂体释放 ACTH 增加，导致血液中糖皮质激素增多，并产生一系列反应，称为应激（stress）。

②在应激反应中，下丘脑－腺垂体－肾上腺皮质轴的活动增强，可提高机体对应激刺激的耐受和生存能力；同时，交感－肾上腺髓质系统的活动也加强，血液中儿茶酚胺的含量增加。

③应激反应是一种以 ACTH 和糖皮质激素分泌增加为主，多种激素共同参与的使机体抵抗力增强的非特异性反应。

（3）对组织器官活动的影响

1）对血细胞的影响

①糖皮质激素可刺激骨髓的造血功能，使血液中红细胞和血小板的数量增加；同时可动员附着在血管边缘的中性粒细胞进入血液循环，故血液中的中性粒细胞计数增加。

②糖皮质激素还能抑制胸腺和淋巴组织细胞的有丝分裂，使淋巴细胞减少；并能抑制 T 淋巴细胞产生白细胞介素－2

（IL‐2）。

③糖皮质激素还可使嗜酸性粒细胞被收留在脾和肺内，故外周血液中的嗜酸性粒细胞计数减少。

2）对循环系统的作用

①糖皮质激素并不能直接引起血管收缩，但必须有少量糖皮质激素存在，儿茶酚胺的缩血管作用才能表现出来。糖皮质激素的这种作用称为允许作用。

②糖皮质激素可降低毛细血管壁的通透性，减少血浆的滤过，有利于维持血容量。

3）对胃肠道的影响：提高胃腺细胞对迷走神经及胃泌素的反应性，增加胃酸及胃蛋白酶原的分泌。

4）调节水盐代谢：糖皮质激素可降低肾小球入球小动脉的阻力，增加肾血浆流量，使肾小球滤过率增加，有利于水的排出。

（4）**其他** 促进胎儿肺泡发育及肺表面活性物质的生成，防止新生儿呼吸窘迫综合征的发生；还可维持中枢神经系统的正常兴奋性，改变行为和认知能力，影响胎儿和新生儿的脑发育等。

2. 分泌调节

（1）下丘脑‐腺垂体‐肾上腺皮质轴的调节

①下丘脑室旁核及促垂体区的 CRH 神经元可合成和释放 CRH。

②CRH 通过垂体门脉系统被运送到腺垂体促肾上腺皮质激素细胞，通过 cAMP‐PKA 途径使 ACTH 分泌增多，进而刺激肾上腺皮质对糖皮质激素的合成与释放。

③下丘脑 CRH 的释放呈日周期节律和脉冲式释放，一般在清晨 6~8 时分泌达高峰，午夜分泌最少。

④ACTH 是腺垂体 ACTH 细胞分泌的 39 肽，主要通过氧化

或酶解而灭活。ACTH 对维持肾上腺皮质正常的结构和糖皮质激素的合成与分泌具有重要作用。

⑤肾上腺皮质束状带和网状带细胞膜上存在 ACTH 受体，ACTH 与其受体结合后，通过 AC - cAMP - PKA 或 PLC - IP₃/DG - PKC 信号转导途径，加速胆固醇进入线粒体，激活合成糖皮质激素的各种酶系统，使糖皮质激素的合成与分泌过程加强。

（2）反馈调节

①当血中糖皮质激素浓度升高时，可反馈性地抑制下丘脑 CRH 神经元和腺垂体 ACTH 神经元的活动，使 CRH 释放减少，ACTH 合成及释放受到抑制。这种反馈称为长反馈。

②腺垂体分泌的 ACTH 也可反馈性地抑制 CRH 神经元的活动，称为短反馈。

③糖皮质激素对 CRH 和 ACTH 分泌的负反馈调节作用，是通过抑制下丘脑 CRH 及腺垂体 ACTH 的合成和降低腺垂体 ACTH 细胞对 CRH 的反应性等方式实现的。在应激时这种负反馈调节被抑制或甚至消失，血中 ACTH 和糖皮质激素的浓度升高。

④长期服用糖皮质萎缩，血中糖皮质激素水平低下，可引起肾上腺皮质危象，甚至危及生命。因此必须采取逐渐减量的停药方法或间断给予 ACTH，以防止肾上腺皮质萎缩。

（3）应激调节　当机体受到应激原刺激时，下丘脑 CRH 神经元分泌增强，刺激腺垂体 ACTH 分泌，最后引起肾上腺皮质激素的大量分泌，以提高机体对伤害性刺激的耐受能力。

（三）盐皮质激素

1. 生物作用

（1）醛固酮可促进肾远端小管和集合管对 Na⁺ 和水的重吸收和排出 K⁺，即保 Na⁺、保水和排 K⁺ 作用，对维持细胞外液及循环血量的稳态起重要的作用。

（2）醛固酮还可以促进汗腺和唾液腺导管对汗液和唾液中 NaCl 的重吸收，并排出 K^+ 和 HCO_3^-，促进大肠对 Na^+ 的吸收，减少粪便中 Na^+ 的排出量。

（3）醛固酮在保 Na^+ 排 K^+ 的同时，还可使 H^+ 排出增加。

（4）当醛固酮分泌过多时，可导致机体 Na^+ 和水的潴留，引起高血钠、高血压、低血钾及碱中毒；相反，如醛固酮缺乏，则会导致 Na^+ 和水排出过多，出现低血钠、低血压、高血钾及酸中毒。

（5）醛固酮也可增强血管平滑肌对儿茶酚胺的敏感性，其作用强于糖皮质激素。

2. 分泌调节

（1）醛固酮的分泌主要受肾素－血管紧张素－醛固酮系统的调节。

（2）血 K^+、血 Na^+ 浓度的改变也可以直接作用于球状带细胞，影响醛固酮的分泌。

（3）一般情况下，腺垂体释放的 ACTH 对醛固酮的分泌并无调节作用，只有当机体受到应激刺激时，ACTH 释放增加，可促进醛固酮的分泌。

（四）肾上腺雄激素

肾上腺皮质合成和分泌的雄激素主要有脱氢表雄酮和雄烯二酮等，其生物活性较弱，但它们可在外周组织转化为活性较强的形式而发挥效应。

二、肾上腺髓质激素

（一）生物作用

1. 调节物质代谢

（1）肾上腺素和去甲肾上腺素均可通过与细胞膜上不同的

肾上腺素能受体结合，经第二信使激活 PKA 或 PKC 而发挥作用。

（2）肾上腺素和去甲肾上腺素都能促进葡萄糖的生成，但因受体的差异，机制略有不同。

（3）肾上腺髓质受交感神经节前纤维支配，二者关系密切，组成交感－肾上腺髓质系统。

2. 参与应急反应　当机体遭遇特殊紧急情况时，如畏惧、焦虑、剧痛、失血、缺氧、创伤及剧烈运动等，这一系统立即被调动起来，使肾上腺髓质激素分泌明显增多，可提高中枢神经系统的兴奋性，使机体反应灵敏；同时心率加快，心肌收缩力加强，心输出量增加，血压升高。

（二）分泌调节

1. 交感神经的作用

（1）肾上腺髓质受交感神经胆碱能节前纤维支配。

（2）节前纤维的末梢释放 ACh，作用于嗜铬细胞上的 N 受体，引起肾上腺素和去甲肾上腺素的释放。

（3）较长时间的交感神经兴奋，还可使合成儿茶酚胺所需的酶活性增强。

2. ACTH 与糖皮质激素的作用

（1）糖皮质激素可直接影响多巴胺 β－羟化酶和苯乙醇胺氮位甲基移位酶（PNMT）的含量。

（2）ACTH 除可通过糖皮质激素发挥作用外，还可能直接影响酪氨酸羟化酶的活性。

3. 自身反馈性调节

（1）当细胞内儿茶酚胺浓度增加到一定程度时，可抑制某些合成酶的活性，使儿茶酚胺的合成减少。

（2）当胞质中儿茶酚胺减少时，则可解除上述的负反馈作用，使儿茶酚胺合成增多。

三、肾上腺髓质素

1. 肾上腺髓质嗜铬细胞能分泌一种由 52 个氨基酸残基组成的单链多肽，称为肾上腺髓质素，其结构特征类似降钙素基因相关肽，具有扩张血管、降低血压、抑制内皮素及血管紧张素释放等作用。

2. 血管平滑肌和内皮细胞也可分泌肾上腺髓质素，血中的肾上腺髓质素主要来源于血管内皮细胞。

第七节　组织激素及功能器官内分泌

一、组织激素

（一）前列腺素

1. 前列腺素的生成

（1）首先是细胞膜的磷脂在磷脂酶 A_2 的作用下生成 PG 的前体花生四烯酸，后者在环加氧酶的催化下，形成不稳定的环过氧化物 PGG_2，随后又转变为 PGH_2。

（2）PGH_2 可在血栓烷合成酶的作用下转变为血栓烷 A_2（TXA_2），也可在前列环素合成酶的作用下转变为前列环素（PGI_2）。

（3）阿司匹林类药物可抑制环加氧酶，从而抑制 PG 的合成。

2. 前列腺素的生物作用

（1）血小板产生的 TXA_2 能使血小板聚集及血管收缩，而血管内膜产生的 PGI_2 则能抑制血小板聚集并有舒张血管的作用。

（2）PGE_2 可使支气管平滑肌舒张，而 $PGF_{2\alpha}$ 则使支气管平滑肌收缩。

（3）PGE_2可促进肾脏排 Na^+ 和排水，等等。

（4）前列腺素对体温调节、神经系统、内分泌系统和生殖系统的活动发生影响。

（二）脂肪细胞内分泌

1. 瘦素

（1）瘦素的生物作用

①瘦素具有调节体内脂肪贮存量和维持能量平衡的作用。

②瘦素可直接作用于脂肪细胞，抑制脂肪的合成，降低体内脂肪的贮存量，并动员脂肪，使脂肪贮存的能量转化和释放，避免肥胖的发生。

③循环血液中的瘦素可作用于下丘脑的弓状核，使摄食量减少。

④瘦素的生物学效应比较广泛，不但可影响下丘脑 – 垂体 – 性腺轴的活动，对 GnRH、LH 和 FSH 的释放起双相调节作用，还能抑制饥饿引起的应激反应，对下丘脑 – 垂体 – 甲状腺轴和下丘脑 – 垂体 – 肾上腺轴的活动发生影响。

（2）瘦素作用机制 瘦素通过与其受体（ob – R）结合后发挥效应。

（3）瘦素分泌调节 体脂量是影响瘦素分泌的主要因素外，胰岛素和肾上腺素也可刺激脂肪细胞分泌瘦素。

2. 脂联素

脂联素对肝及骨骼肌细胞的作用通过脂联素受体介导。脂联素可促进外周组织摄取葡萄糖，抑制肝糖异生和输出；促进血浆中游离脂肪酸氧化；增高靶细胞对胰岛素的敏感性。脂联素通过抑制某些导致血管内皮损伤细胞因子的信号传导，可起抗感染、抗动脉粥样硬化和保护心肌的作用。

（三）骨骼肌细胞内分泌

骨骼肌除可合成和分泌与其他组织共有的多种调节肽、细胞因子和生长因子等生物信号分子外，还特异地产生<u>肌肉抑制</u><u>素</u>和<u>肌肉素</u>等。骨骼肌内分泌功能紊乱参与运动系统和多种全身性疾病的发病过程。

（四）骨骼细胞内分泌

骨钙素由成骨细胞合成并分泌，在调节和维持骨钙中起重要作用，其血清水平可反映成骨细胞的活性。

二、功能系统器官内分泌

功能系统器官主要指直接发挥维持内环境稳态作用的循环、呼吸、营养和排泄等系统的器官及其组织。

（1）心肌细胞分泌心房钠尿肽、脑钠尿肽。

（2）血管生成缩血管的内皮素，输血管的 NO 和 H_2S。

（3）肝脏合成 IGF。

（4）肾合成钙三醇。

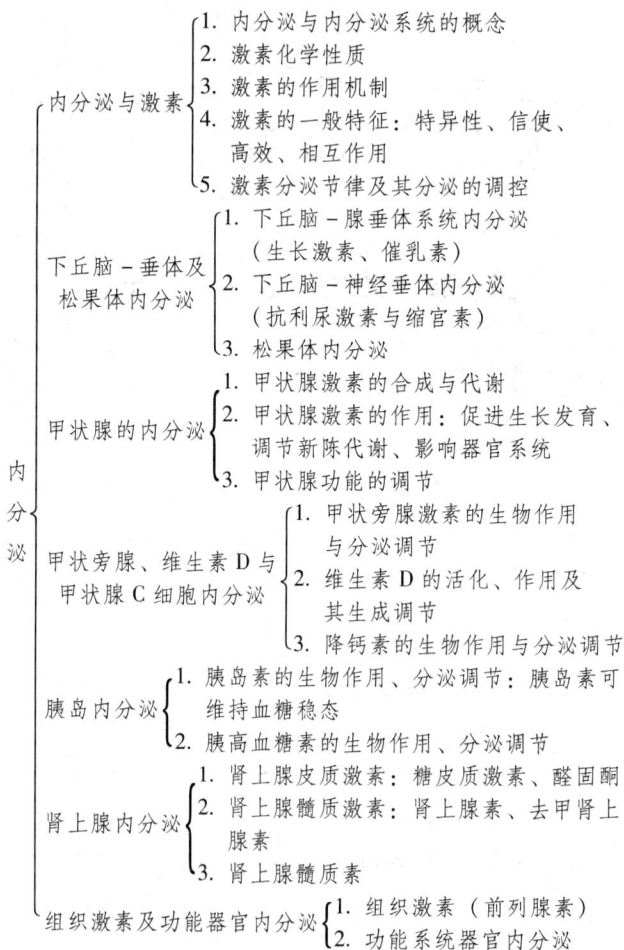

小结速览

内分泌

├ 内分泌与激素
│　　1. 内分泌与内分泌系统的概念
│　　2. 激素化学性质
│　　3. 激素的作用机制
│　　4. 激素的一般特征：特异性、信使、高效、相互作用
│　　5. 激素分泌节律及其分泌的调控

├ 下丘脑 - 垂体及松果体内分泌
│　　1. 下丘脑 - 腺垂体系统内分泌（生长激素、催乳素）
│　　2. 下丘脑 - 神经垂体内分泌（抗利尿激素与缩宫素）
│　　3. 松果体内分泌

├ 甲状腺的内分泌
│　　1. 甲状腺激素的合成与代谢
│　　2. 甲状腺激素的作用：促进生长发育、调节新陈代谢、影响器官系统
│　　3. 甲状腺功能的调节

├ 甲状旁腺、维生素 D 与甲状腺 C 细胞内分泌
│　　1. 甲状旁腺激素的生物作用与分泌调节
│　　2. 维生素 D 的活化、作用及其生成调节
│　　3. 降钙素的生物作用与分泌调节

├ 胰岛内分泌
│　　1. 胰岛素的生物作用、分泌调节：胰岛素可维持血糖稳态
│　　2. 胰高血糖素的生物作用、分泌调节

├ 肾上腺内分泌
│　　1. 肾上腺皮质激素：糖皮质激素、醛固酮
│　　2. 肾上腺髓质激素：肾上腺素、去甲肾上腺素
│　　3. 肾上腺髓质素

└ 组织激素及功能器官内分泌
　　　1. 组织激素（前列腺素）
　　　2. 功能系统器官内分泌

273

第十二章 生殖

第一节 男性生殖功能与调节

一、睾丸的功能

（一）睾丸的生精作用

1. 精子的生成过程

（1）睾丸的精子生成是生精上皮中的精原细胞发育为外形成熟的精子的过程，简称为生精。

（2）精原细胞有丝分裂。

（3）精母细胞减数分裂。

（4）精子细胞形态变化。

2. 支持细胞的作用

（1）支持、保护和营养作用。

（2）参与形成血－睾屏障。

（3）分泌及内分泌功能。

（4）吞噬功能。

（二）睾丸的内分泌功能

睾丸间质细胞分泌的雄激素主要有睾酮、脱氢表雄酮和雄烯二酮几种。

1. 雄激素的合成、代谢和利用

（1）睾酮是在间质细胞线粒体内的胆固醇经羟化，侧链裂解，形成孕烯醇酮，再经 17 - 羟化脱去侧链而形成的。

（2）大部分睾酮与血浆中的性激素结合球蛋白结合，少部分的睾酮与血浆白蛋白或皮质醇结合蛋白结合。

（3）血浆中只有 2% 的睾酮以游离形式存在。仅游离的睾酮才具有生物活性。

（4）睾酮主要在肝脏代谢、灭活，最终的代谢产物随尿液排出。

2. 睾酮的生理作用

（1）对胚胎性分化的影响　影响胚胎发育，在雄激素诱导下，含有 Y 染色体的胚胎向男性方面分化，促进内生殖器的发育，而双氢睾酮则主要刺激外生殖器发育。

（2）促进男性第二性征发育。

（3）对生精过程的影响　维持生精作用，睾酮自间质细胞分泌后，可进入支持细胞并转变为双氢睾酮，随后进入曲细精管，促进生精细胞的分化和精子的生成过程。

（4）促进蛋白质合成，特别是肌肉和生殖器官的蛋白质合成，同时还能促进骨骼生长与钙、磷沉积及红细胞生成等。

二、睾丸功能的调节

（一）下丘脑 - 垂体对睾丸轴的调节

1. 对生精作用的影响　腺垂体分泌的 FSH 与 LH 对生精过程均有调节作用。

（1）LH 对生精过程也有调节作用，但并非直接影响生精细胞，而是通过刺激睾丸间质细胞分泌睾酮而间接地发生作用。

（2）FSH

①FSH 对生精过程有启动作用。

②生精细胞并没有 FSH 受体和睾酮受体，而在支持细胞却存在 FSH 和睾酮的受体。

③FSH 可能作用于支持细胞上的受体，促进支持细胞产生雄激素结合蛋白（ABP），ABP 与睾酮结合，可维持曲细精管局部睾酮的高浓度，从而促进生精过程。

④FSH 还能刺激支持细胞分泌抑制素，通过对腺垂体 FSH 分泌的负反馈作用，抑制睾丸的生精作用。

2. 对睾酮分泌的调节

（1）腺垂体分泌的 LH 可促进间质细胞合成与分泌睾酮，因此 LH 又称间质细胞刺激素（ICSH）。

（2）LH 与间质细胞膜上的受体结合，通过 G 蛋白介导，使细胞内 cAMP 生成增加，加速细胞内功能蛋白质的磷酸化过程，导致胆固醇酯水解增强，并促进胆固醇进入线粒体合成睾酮。

（3）LH 也可使间质细胞线粒体和滑面内质网中与睾酮合成有关的酶系的活性增强，从而加速睾酮的合成。

（4）LH 还可增加间质细胞膜对 Ca^{2+} 的通透性，使细胞内 Ca^{2+} 浓度升高，促进睾酮的分泌。

（5）腺垂体分泌的 FSH 具有增强 LH 刺激睾酮分泌的作用。其机制可能是 FSH 可使 LH 受体的数量增加，受体对 LH 的亲和力增强。

（二）睾丸激素对下丘脑 – 腺垂体的反馈调节

睾丸分泌的雄激素和抑制素在血液中的浓度变化，也可对下丘脑和腺垂体的 GnRH、FSH 和 LH 分泌进行负反馈调节。

1. 雄激素

（1）当血中睾酮浓度达到一定水平后，可作用于下丘脑和腺垂体，通过负反馈机制抑制 GnRH 和 LH 的分泌。

（2）在下丘脑与垂体均存在雄激素受体，提示睾酮的负反馈作用可以发生在下丘脑和垂体两个水平。

（3）睾酮对腺垂体促性腺激素的影响只限于 LH 的合成和分泌，而对 FSH 分泌并无影响。

2. 抑制素　FSH 可促进抑制素的分泌，而抑制素又可对腺垂体 FSH 的合成和分泌起选择性的抑制作用。机体通过这一负反馈环路可调节垂体 FSH 的分泌。

第二节　女性生殖功能与调节

一、卵巢的功能及其调节

（一）卵巢的生卵作用

卵巢的生卵作用是成熟女性最基本的生殖功能。青春期开始后，卵巢在腺垂体促性腺激素的作用下，生卵功能出现月周期性变化，一般分为三个阶段，即卵泡期或排卵前期、排卵期和黄体期或排卵后期。

1. 卵泡期

（1）是卵泡发育并成熟的阶段。

（2）原始卵泡由一个卵母细胞和周围的单层卵泡细胞组成。

（3）随着卵泡的发育，卵母细胞逐渐增大，卵泡细胞也不断增殖，由梭形或扁平的单层细胞变成单层的颗粒细胞，并分泌糖蛋白包绕卵母细胞，形成透明带。

（4）同时卵泡周围的间质细胞环绕在颗粒细胞外，分化增殖为内膜细胞和外膜细胞，形成初级卵泡。

（5）继而颗粒细胞合成分泌的黏多糖及血浆成分进入卵泡，形成卵泡液和卵泡腔，将覆盖有多层颗粒细胞的卵细胞推向一侧，形成卵丘，发育成次级卵泡，并最后转变成熟卵泡。

（6）此时初级卵母细胞分裂为次级卵母细胞（即成熟卵子）和第一极体。

2. 排卵期

（1）当卵泡发育为成熟卵泡后，其中的卵细胞在 LH 等多种激素的作用下，向卵巢表面移动，成熟卵泡壁破裂，出现排卵孔，卵细胞与透明带、放射冠及卵泡液被排出卵泡，此过程称为排卵。

（2）排出的卵细胞即被输卵管伞捕捉，送入输卵管中。

3. 黄体期

（1）排卵后，残余的卵泡壁内陷，血液进入卵泡腔，发生凝固，形成血体。

（2）随着血液被吸收，残留的颗粒细胞与卵泡膜细胞黄体化，形成外观为黄色的黄体。

（3）若卵子受精成功，胚胎可分泌人绒毛膜促性腺激素（hCG），使黄体继续发育为妊娠黄体。

（4）若排出的卵子未能受精，则在排卵后第 9~10 天黄体开始变性，并逐渐被结缔组织所取代，成为白体而萎缩、溶解。

（二）卵巢的内分泌功能

卵巢主要分泌雌激素和孕激素，此外还分泌抑制素、少量的雄激素及多种肽类激素。卵泡期主要由颗粒细胞和内膜细胞分泌雌激素，而黄体期则由黄体细胞分泌孕激素和雌激素。

1. 卵巢性激素的合成、代谢和降解　卵巢激素的生物合成也利用血液运输来的胆固醇为原料。雌激素和孕激素在血中主要以结合型存在，游离存在的量很少。其中，雌激素在血液循环中约 70% 与特异的性激素结合球蛋白结合，约 25% 与血浆白蛋白结合，其余为游离型。雌激素和孕激素主要在肝脏代谢失活，以葡萄糖醛酸盐或硫酸盐的形式由尿排出，小部分经粪便排出。

2. 雌激素的生理作用

（1）对生殖器官的作用

①雌激素可协同 FSH 促进卵泡发育，诱导排卵前夕 LH 峰的出现而引发排卵，是卵泡发育、成熟、排卵不可缺少的调节因素。

②雌激素也能促进子宫发育，使子宫内膜发生增生期变化，增加子宫颈黏液的分泌，促进输卵管上皮增生、分泌及输卵管运动，有利于精子与卵子的运行。

③雌激素还可以使阴道黏膜上皮细胞增生、角化，糖原含量增加，阴道分泌物呈酸性。

（2）对乳腺和第二性征的影响 雌激素可促使脂肪沉积于乳腺、臀部等部位，毛发呈女性分布，音调较高，出现并维持女性第二性征。

（3）非生殖系统作用

①雌激素对蛋白质代谢、脂肪代谢、骨骼代谢及水盐代谢都能发生影响，还可促进生殖器官的细胞增殖和分化，加速蛋白质合成，促进生长发育，降低血浆低密度脂蛋白而增加高密度脂蛋白含量，增强成骨细胞的活动和钙、磷沉积，促进骨的成熟及骨骺愈合。

②高浓度的雌激素可因使醛固酮分泌增多而导致水钠潴留等。

3. 孕激素的生理作用

（1）对腺垂体激素的分泌起调节作用 排卵前，孕酮可协同雌激素诱发 LH 分泌出现高峰，而排卵后则对腺垂体激素的分泌起负反馈调节作用。

（2）影响生殖器官的生长发育和功能

①孕酮可使处于增生期的子宫内膜进一步增厚，并进入分

泌期，从而为受精卵的生存和着床提供适宜的环境。

②孕酮还有降低子宫肌细胞膜的兴奋性，抑制母体对胎儿的排斥反应，以及降低子宫肌对催产素的敏感性等作用。

（3）促进乳腺发育　在雌激素作用的基础上，孕酮可促进乳腺腺泡的发育和成熟，并与催产素等激素一起，为分娩后泌乳作准备。

（4）升高基础体温

①女性的基础体温在卵泡期较低，排卵日最低，排卵后可升高 0.5℃左右，直至下次月经来临。

②临床上常将基础体温的变化作为判断有无排卵的标志之一。

③在女性绝经期后或卵巢摘除后，基础体温的特征性变化消失。

④排卵影响基础体温的机制可能与孕酮和去甲肾上腺素对体温中枢的协同作用有关。

4. 雄激素的生理作用

（1）女性体内有少量雄激素，主要由卵泡内膜细胞和肾上腺皮质网状带细胞产生。

（2）适量的雄激素可刺激女性阴毛与腋毛的生长。

（3）雄激素过早出现会造成女性生殖器官发育异常。

（4）女性体内雄激素分泌过多时，可出现阴蒂肥大、多毛症等男性化特征。

二、卵巢功能的调节

（一）月经周期

将以月经为特征的这种周期性变化称为月经周期（menstrual cycle），一般指两次月经第一天之间的时间。月经周期的长度因人而异，一般为 21～35 天，平均 28 天。

（二）月经周期的分期

1. 卵泡期（又称增生期）

（1）一般为月经周期的<u>第 1 天到第 14 天</u>，与周期性募集的卵泡快速生长时期相对应。

（2）临床上常根据 B 超检查所显示的子宫内膜厚度及是否出现"三线征"判断内膜增生情况。

2. 黄体期（又称分泌期）

（1）一般为月经周期的<u>第 15 天到第 28 天</u>。

（2）排卵后形成的黄体分泌大量孕激素和雌激素，子宫内膜厚度还有一定增加，同时分泌功能增强。

（3）常将<u>月经来潮前的第 14 天</u>推算为排卵日。

3. 月经期

（1）月经期是<u>月经周期开始的几天</u>，与增生期的早期有所重叠。

（2）如果排卵后没有发生受精、着床，则黄体萎缩退化，导致血中雌、孕激素水平突然降低，螺旋小动脉痉挛收缩，因而内膜靠腔面三分之二的功能层组织出现缺血、变性、坏死，最后脱落，血管破裂，出血。

（二）月经周期的调控

1. 下丘脑 – 垂体 – 卵巢轴的功能联系。

2. 月经周期各期的内分泌调控。

3. 其他内分泌激素对月经周期的影响。

三、卵巢功能的衰退

一般女性性成熟期约持续 30 年，40～50 岁的女性卵巢功能开始衰退，对 FSH 和 LH 的反应性下降，卵泡常停滞在不同发育阶段，不能按时排卵，雌激素分泌减少，子宫内膜不再呈现周期性变化。此后，卵巢功能进一步衰退，卵巢中的卵泡几乎完全耗竭，生殖功能也随之完全丧失则进入绝经期。

第三节　妊娠

妊娠是指子代新个体的产生和孕育的过程，包括受精、着床、妊娠的维持及胎儿的生长。分娩是成熟胎儿及其附属物从母体子宫产出体外的过程。

一、受精和着床

受精是指精、卵识别，精子传入卵细胞及两者融合的过程，一般于排卵后的 6 ~ 7 天发生在输卵管的壶腹部。

1. 精子运行

（1）精子的运行除依靠其自身的运动外，还需要子宫颈、子宫体及输卵管等几道生理屏障的配合，其过程较为复杂。

（2）精子的运行也受激素的调节，排卵前期的雌激素、精液中的前列腺素均有利于精子的运行；而黄体期的孕酮则阻止精子运行。

2. 精子获能　人类和大多数哺乳动物的精子必须在子宫或输卵管中停留几个小时，才能获得使卵子受精的能力，称为精子获能。

3. 顶体反应　精子与卵子接触后，精子的顶体外膜与精子头部细胞膜融合，破裂，形成许多小孔，释放出顶体酶，使卵子外围的放射冠及透明带溶解，这一过程称为顶体反应。

（二）着床

1. 着床是指胚泡植入子宫内膜的过程，包括定位、黏着和穿透三个阶段。

2. 成功的着床有赖于胚泡与母体相互识别、胚泡发育与母体子宫内膜变化的同步、母体排斥反应的抑制和母体接受性等条件的完善，并受到母体和胚泡激素的调控。

3. 子宫仅在一个极短的关键时期才允许胚泡着床，这个时期称为子宫的敏感期或接受期。

4. 在子宫处于接受期时，子宫内膜发生多种变化，母体的雌激素和孕激素及胚泡产生的绒毛膜促性腺激素、蛋白水解酶等均参与着床反应。

二、妊娠的维持

（一）胎盘的功能

胎盘的主要结构特点是有两个各自独立的循环系统——胎儿和母体的血液循环。

1. 胎盘的物质转运功能 <u>母体血液中的物质与胎儿血液中的物质相互交换的过程，是胎盘最重要的功能之一</u>。

2. 胎盘的内分泌功能

（1）<u>人绒毛膜促性腺激素</u>（hCG） 是由胎盘绒毛组织的合体滋养层细胞分泌的一种糖蛋白激素。

①hCG 与 LH 有高度的同源性，生物学作用及免疫学特性也基本相似。

②具有促进胚泡植入的功能，还使母体卵巢中的黄体变成妊娠黄体，继续分泌孕激素和雌激素。

（2）<u>雌激素</u>

①胎盘分泌的雌激素中，90% 是雌三醇，雌三醇是胎儿与胎盘共同参与合成的。

②检测孕妇尿中雌三醇的含量，可以反映胎儿在子宫内的情况，如雌三醇突然降低，则预示胎儿有危险或发生宫内死亡。

（3）孕激素 胎盘从妊娠第 6 周开始分泌孕酮，10 周后，胎盘将代替卵巢持续分泌孕酮。孕酮是维持妊娠期子宫处于静息状态的主要激素。

（4）人胎盘生乳素（hPL）　又称人绒毛膜促生长激素（hCS），主要是促进胎儿生长。

（二）母体的适应性生理变化

妊娠期间，在各种激素和逐渐增大的子宫影响下，母体出现一系列适应性生理变化，包括心血管、呼吸和能量代谢的改变等。

三、分娩

1. 妊娠期间子宫收缩性的变化　根据子宫平滑肌的功能状态，将孕期子宫的活动分为舒张期（静息期）、分娩前的激活期、分娩时的收缩期和产后的复原期。

2. 分娩启动的机制　胎儿信号的作用、胎盘激素的作用和母体来源的激素。

3. 自然分娩的过程

（1）首先子宫底部向子宫颈的收缩波频繁发生，推动胎儿头部紧抵子宫颈。此阶段可长达数小时。

（2）然后子宫颈变软并开放完全，胎儿由宫腔经子宫颈和阴道娩出体外，大约需 1~2 小时。

（3）最后，在胎儿娩出后不久胎盘与子宫分离并排出母体，同时子宫肌强烈收缩，压迫血管以防止过量失血。

4. 在分娩过程中存在正反馈调节，胎儿对子宫颈部的刺激可引起缩宫素的释放和子宫底部肌肉收缩增强，迫使胎儿对子宫颈的刺激更强，从而引起更多的缩宫素释放及子宫的进一步收缩，直至胎儿完全娩出为止。

5. 子宫肌节律性收缩是分娩的主要动力。子宫阵发性收缩的生理意义在于保障胎儿的血液供应，胎儿不会因子宫肌持续收缩而发生窒息。

6. 糖皮质激素、雌激素、孕激素、催产素、松弛素、前列腺素及儿茶酚胺等多种激素均参与分娩的启动和分娩过程。

第四节　性生理与避孕

一、性成熟

（一）男性性成熟的表现

1. 男性生殖器官的发育　发育进入青春期后，睾丸迅速发育且增大并具有生精和分泌雄激素。伴随着睾丸的发育，附睾、精囊腺、前列腺等附属性器官也迅速发育，并分泌液体，与精子混合后形成精液，这时会出现遗精，阴茎常会勃起。

2. 男性第二性征的出现　主要表现为声调变低，喉结突出、长出胡须、腋毛和阴毛，肌肉发达，骨骼粗壮等。

（二）女性性成熟的表现

1. 女性生殖器官的发育　进入青春期后，卵巢开始迅速发育，至 17~18 岁时卵巢发育基本成熟。子宫在 10 岁左右开始迅速发育，18 岁接近成人水平。

2. 女性第二性征的出现　主要表现为乳腺发育、乳房增大、长出阴毛和腋毛、体态丰满、骨盆宽大、声音细润等女性特有的体貌特征。

（三）性成熟的调节

主要受到下丘脑－垂体－性腺轴的调节，遗传、环境、情绪、营养和疾病等因素对其也有影响。下丘脑被认为是青春期的始动者。

二、性兴奋与性行为

（一）男性的性兴奋与性行为

男性的性兴奋除心理性活动外，主要表现为阴茎勃起和射精。

（二）女性的性兴奋与性行为

女性的性兴奋主要包括<u>阴道润滑、阴蒂勃起及性高潮</u>。

（三）性行为的调节

1. 性行为的神经调节 性行为的调节主要是在中枢神经系统的控制下，通过条件反射和非条件反射实现的。

2. 性行为的激素调节 调节性反应的激素主要包括<u>雄激素、雌激素和孕激素</u>。

（四）性功能障碍

性功能障碍是指不能进行正常的性行为或在正常性行为中不能得到性满足的一类障碍。

三、避孕

目前常用的避孕方法包括避孕药、屏障避孕法、宫内节育和绝育等。

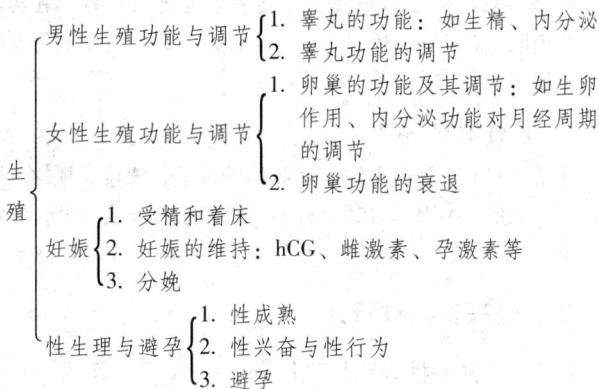

小结速览

生殖 {
男性生殖功能与调节 {
1. 睾丸的功能：如生精、内分泌
2. 睾丸功能的调节
}
女性生殖功能与调节 {
1. 卵巢的功能及其调节：如生卵作用、内分泌功能对月经周期的调节
2. 卵巢功能的衰退
}
妊娠 {
1. 受精和着床
2. 妊娠的维持：hCG、雌激素、孕激素等
3. 分娩
}
性生理与避孕 {
1. 性成熟
2. 性兴奋与性行为
3. 避孕
}
}